肺部 醫學級 鍛鍊法

維持肺臟年輕化

避免流感×肺炎×
氣喘×肺阻塞×久咳不癒等

慢性疾病的呼吸訓練

日本胸腔外科醫學權威
奧仲哲彌／著
王榆琮／譯

前言

其實我很愛看健檢報告。

每年都很期待健康檢查。我會獨自看著胃鏡所拍下來的漂亮胃黏膜，然後開心反覆欣賞檢查報告。

但在五年前，我的呼吸功能居然檢測出異常數值。

我本身是一名專業胸腔外科醫師，而且替病人動過四千例以肺癌為主的肺部手術。堪稱「肺臟專家」的我，居然在「肺年齡」的數值上呈現大幅衰退的狀態。

老實說，這個狀況讓我自己很震驚。但仔細一想，在成為健身中心的會員後，我其實只有去運動九次而已，之後第十次還是去辦退會手續。我根本就是一個懶得運動的人，所以呼吸功能會有這樣的結果，可以說是毫不意外。

為了幫助討厭運動卻又想抗老、想讓肺臟變年輕的人，這裡羅列出一系列可以輕鬆執行的「呼吸訓練術」。

癌症不但是日本人的主要死因，更是男女死因中的榜首。此外，除了癌症外，肺炎、誤嚥性肺炎、慢性呼吸道疾病（COPD）等肺病也占據其他死因排行的前幾名。

話雖如此，大家還是不認為肺病比心臟病還要危險，甚至因此而疏於防範，而人們會有這種觀念，主要是因為**肺臟是個很擅於忍耐的器官**。

也因此，**肺病最讓人害怕的地方就在於，病患很難產生「我的肺已經生病」的自覺，等到有感覺時，多半「為時已晚」**。

如果你有以下症狀，就有可能是罹患肺病的徵兆。

- 爬樓梯時喘不過氣，做點運動就氣喘吁吁
- 咳嗽好不了，總覺得自己一直在感冒

・只要躺下來就開始咳嗽、鼻塞
・喉嚨裡老卡著膿痰，咳也咳不出來
你的身體會出現這些症狀，不是因為「年紀大了」，而肺臟傳出求救的警訊。
看到這裡，也許還是有人會笑著說：「這又死不了人」。
簡單來說，嚴重的肺病會讓人有一種「無法呼吸的痛苦，並且讓人產生生命面臨死亡」的恐怖感。
此外，「肺年齡」太高的人，由於無法進行全身麻醉，罹患癌症時無法進行手術。還有進行放射線治療和使用抗癌劑等療法也會因此受限。在醫學進步下，人類可以運用有效的方法治療重大疾病，卻因為肺臟功能不好而無法進行進一步的治療，光想像這樣的發展，就會讓人倍感遺憾。
因為肺年齡上升而導致的慢性呼吸道疾病（COPD），又稱為「肺部的生活習慣病」。除了不利於癌症治療外，因為心臟病、肺炎而死亡的患者，死因甚至跟COPD

有複雜的關係。

肺病不同於糖尿病等慢性疾病病，**患上肺病後即使能痊癒「但因病衰退的肺臟功能，其實是不可逆的」**。只是即使肺臟功能本身沒辦法恢復健康，但只要可以好好鍛鍊**肺臟周圍的「呼吸肌」，還是可以提昇身體的呼吸功能**。

提昇呼吸功能的方法很簡單，只要在呼吸時經常記得「吐氣」即可。這種呼吸法可以說是顛覆原本呼吸法，只需要有意識地吐氣，就能伸展呼吸肌，進而達到肌肉訓練的效果。

另外，對於一直以來都沒有前往醫院特別檢查「肺年齡」的人，這裡也會介紹簡單的方法讓大家自行檢測肺年齡。

大家可以趁這個機會測一下自己的「肺年齡」，若發現肺年齡超出實際年齡，就請立刻開始進行我所介紹的呼吸法、呼吸肌訓練。

如果肺年齡跟實際年齡相應，也一樣可以將本書的方法學起來，作為預防呼吸系統疾病的保健法。

也許由我這個胸腔外科醫師來說很奇怪，但是其實用**對方法就可以不用到醫院改善衰退的呼吸功能**。不管是呼吸困難、長期咳嗽、難以咳出膿痰，都可以靠自己的力量化解。

這裡所介紹的呼吸法和呼吸肌訓練，沒有太多年齡和體力上的限制，只要養成每天進行五分鐘的訓練，就可以讓你的呼吸功能變得更年輕，甚至能改善你往後十到二十年的人生。

如果「因為沒事就會喘不過氣」「整個人無故覺得疲勞」就待在家裡動也不動，那建議你現在就立刻翻看本書內容，別把自己的未來全浪費躺著一整天上。

快來跟我們一起學會「讓肺年齡變年輕的呼吸術」，將充滿元氣的人生掌握在自己的手裡吧。

二〇一九年一月

山王醫院副院長　奧仲哲彌

第一章

呼吸中止、慢性咳嗽與年齡無關

目錄

第三章

透過呼吸肌訓練，讓肺年齡年輕化

第四章

避免與防止「痛苦」的呼吸方式

第五章

肺部年輕化，也能讓身體恢復健康

第六章

超有效！真實經驗者的說法

第七章

解決不安！名醫來解答QA

第一章

呼吸中止、慢性咳嗽與年齡無關

先瞭解自己的「肺年齡」

不管是清醒或睡眠狀態，我們的身體一直都會保持呼吸，這也表示肺臟始終全年無休地維持呼吸功能。雖然肺臟基本上都是持續不間斷地運轉，但是隨著生活環境的變化，肺臟的工作量還是有超出負荷的時候。

也因此，有些人的肺臟在使用年份上「容易超出本人的實際年齡」。

眾所皆知，人類的健康狀態會受到生活環境、生活習慣的影響，肺臟當然也不例外。特別是肺臟會直接吸入外界的空氣，也就特別容易受到生活環境、習慣的影響。

現在請按照左頁所列出的各種項目，一一檢視自己的肺臟疲勞度？

自我檢測

1. 爬距離較長的樓梯時，會喘不過氣嗎？……… □
2. 和同年齡者相比，自己走路的速度較慢，或容易喘不過氣來嗎？……… □
3. 從年輕開始，就容易在冬天早上咳嗽或喉嚨有痰……… □
4. 上半身向前傾時，會有心悸或喘不過氣的感受……… □
5. 痰經常卡在喉嚨，無法一次咳出……… □
6. 有二十年以上或曾有過吸菸習慣……… □
7. 天氣寒冷、下雨時，會不停咳嗽……… □
8. 咳嗽症狀持續三週以上……… □
9. 說話時有哮喘聲……… □
10. 身在安靜的場所時會忽然乾咳……… □
11. 用餐時會被口水噎到……… □
12. 吞嚥食物的力量變弱……… □

☑ 打勾數量 ________ 個

呼吸中止症與年齡無關，而是身體發出的警訊

請按照前頁項目檢視自己的身體狀況，自己有幾個勾呢？

我也曾用過這些問題讓親朋好友檢視自己的身體狀況，但沒有人能自豪地說出：「我完全沒有一個項目打勾。」但同時他們也不瞭解自己的身體出了什麼狀況，大多都認為只是因為「年紀大了」或「運動量不足」。

但要注意的是前頁所提到的項目，全都是人體呼吸系統出現問題的病癥。**肺臟是負責呼吸的器官，只要有六成以上的機能受損，我們的身體一定會覺得不舒服。因此當呼吸、喉嚨、聲音出現問題時，就可能代表肺臟開始發出警訊。**

簡單地說，前頁的每個項目只要符合你的身體狀況，就代表肺臟的健康狀態亮起紅燈。四十歲的人有三個以上，五十歲的人有五個項目以上的項目打勾，就代表呼吸系統正處於疲勞的狀態。

尤其在符合❶到❻項的症狀時，更有罹患慢性呼吸道疾病（COPD）的可能性，因此建議大家前往醫院接受呼吸器官的專業檢測。

雖然「抽菸的危害」讓人聞之色變，但同時也讓沒有抽菸習慣的人掉以輕心。事實上，日本罹患慢性呼吸道疾病（COPD）並且必須接受治療的人，大約有四十萬人。此外，估計有八百萬人屬於罹患慢性呼吸道疾病（COPD）的高危險群。換句話說，**在日本將近有七百六十萬人，都是誤以為自己的肺還很健康的「隱性COPD患者」**。

至於在❼和❽的項目打勾的人，可能已經患有氣喘，建議最好馬上前往醫療單位接受診斷。而五十歲以上的人，若在❾到⓬的項日上打勾，就有患上誤嚥性肺炎的危險。不過，若將這裡所介紹的呼吸肌訓練學會後，還是有機會讓呼吸功能變年輕，進而達到預防誤嚥的效果。

透過呼吸法與鍛鍊呼吸肌，讓肺年齡年輕化

在這邊，我們要介紹另一種能檢視肺年齡的方法。

首先請準備一張面紙，再揉成圓球。現在這個紙球，將會成為檢視肺年齡的工具。請用單手將紙球捧在掌中，並且放到嘴邊的高度。此時手掌和嘴巴的間距大約為二十公分，接著再一口氣吹出去。經過這麼一吹後，現在請檢視這個紙球，大約飛了多少距離？

如果飛了二公尺以上，代表你的肺年齡為三十歲到四十歲。大約一公尺左右則是六十歲。至於五十公分以內的人，建議前往醫院檢查肺臟機能。

這是以「一秒率」（FEV1/FVC）診斷你的肺年齡。這種「面紙球檢測法」會在第二章詳細介紹，所謂的「一秒率」就是根據一秒量（呼吸時在一秒內可以吐出多少空

氣）作為判斷標準。

基本上，肺臟的機能只要喪失過一次，就無法完全復原。但只要能訓練位於肺臟周圍的呼吸肌，就有機會讓呼吸功能獲得提昇。那麼這種方法又是透過什麼理論來改善呼吸的呢？

簡單地說，雖然**肺臟本身沒有肌肉可以鍛鍊，但是人體從肩膀到腹部的位置卻有二十種以上的呼吸肌，只要善加利用，我們的呼吸就可以變得更加順暢。**不過，因為呼吸肌大多存在於人體的深處，所以要是平時沒有善加使用，這些肌肉就容易陷入老化的問題。

也因此，我們才會思考如何以訓練肌肉以提昇呼吸機能，讓身體狀況更年輕。

只要能每天運動到呼吸肌，就能使肌肉變得柔軟

什麼是一秒率？

相對於檢測肺臟呼吸容量的「肺活量」，一秒率是檢測「一秒內可以呼出多少百分比的空氣」。根據這個數據，我們可以概略瞭解肺臟的彈性，以及氣管的堵塞程度。越是健康的肺臟不但有彈性、不會堵塞，而且這個數據也就越大。

有彈性。而柔軟有彈性的呼吸肌就能有力地進行運作，進而讓呼吸變得更舒暢。

另外，作為主要呼吸肌的橫隔膜，也能以這種呼吸訓練獲得強化。

我們的醫院不但讓許多患者實踐呼吸訓練，也讓他們的呼吸疾患獲得明顯改善。我個人也是在實踐這個呼吸法後，於兩週內感到明顯的效果。

接著，我們來介紹呼吸法和呼吸肌訓練吧。

執行「呼吸訓練」時的規則

在我服務的診所中，推廣這裡所介紹的訓練法，不但使許多患有呼吸疾病的患者親身體驗，也讓他們的症狀得到改善。如果你容易喘不過氣、常有難以咳出的濃痰、發出哮喘聲、咽喉感到阻塞，就一定要試試這裡所介紹的方法。

我個人因為也到了容易產生呼吸疾患的年齡，因此平時也會以橫隔膜呼吸法（請參閱P.32）和骨盆底肌訓練（請參閱P.44）充分運動自己的呼吸肌。除了我以外，還有許多接受相同建議的患者都對這些訓練有「只要持續一個月就必定有效」的經驗。

開始進行呼吸訓練時的重點

〔重點❶〕

運用兩種呼吸法「訓練出健康的身體」
是基本觀念。
請在日常生活裡，隨時記得
「用鼻子呼吸空氣」。

〔重點❷〕

初期進行訓練法時，要以「感到身體舒適」為前提，
如此才能養成長期的運動習慣。
如果肩膀和腰部會因此感到疼痛，
千萬不要勉強自己，請立刻中止訓練。

〔重點❸〕

每次進行訓練法的次數大約為五次左右。
比起次數的多寡，
「讓身體徹底伸展」才最重要。

〔重點❹〕

想感受到效果的話，
訓練法大約需要持續一個月的時間。
請在不勉強身體狀況的範圍內，
每天保持訓練的習慣。

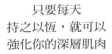

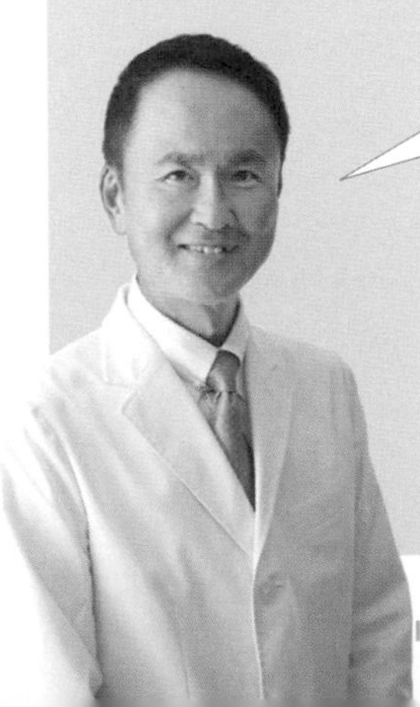

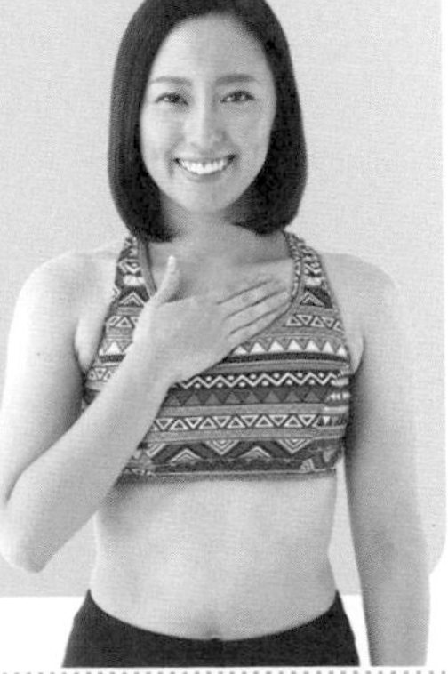

只要每天持之以恆，就可以強化你的深層肌肉

各項運動都能舒適地進行，能達到放鬆心情的效果

基本站姿

呼吸肌和維持姿勢的肌肉有密切關聯。
由於每天的生活習慣讓身體不適，
所以，呼吸不順暢也不是太意外的狀況。
我們首先要做的基本訓練就是檢視自己的站姿。

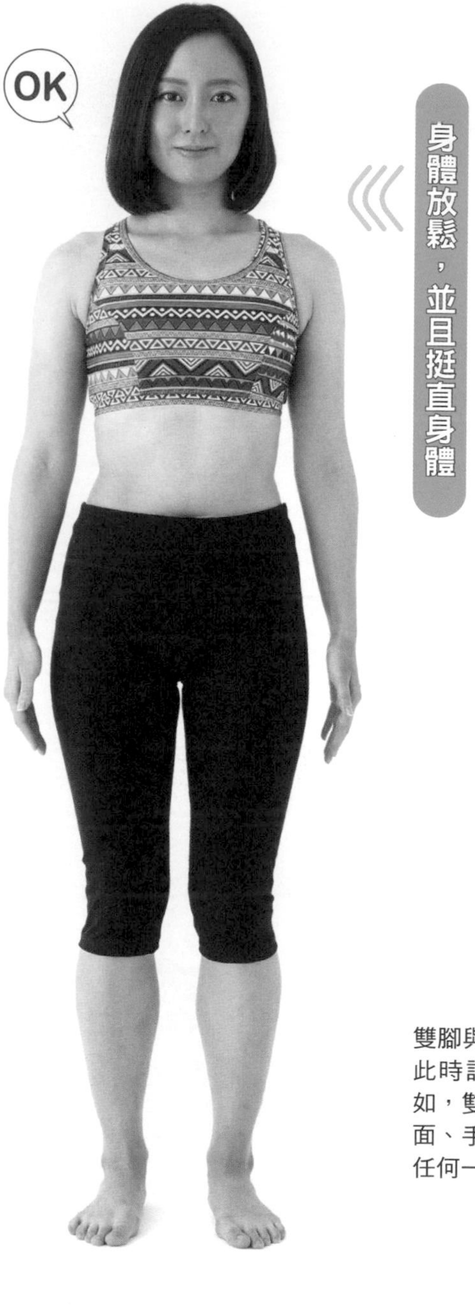

雙腳與肩同寬，並且讓兩臂自然下垂，此時請檢視身體在站立時的平衡。例如，雙腳是否能根據體重平均地踏在地面、手指頭和腳後跟是否會讓重心偏向任何一邊、雙肩是否和地面平行等等。

檢視重點

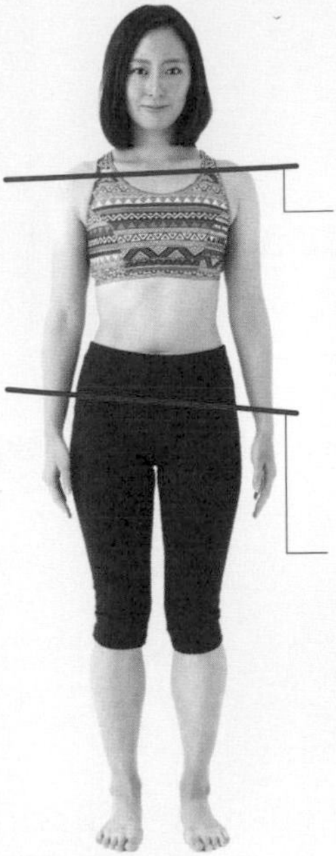

肩膀的高度是否左右平行？

軀幹歪斜的姿態容易造成肩膀不適，同時也會讓呼吸肌變得僵硬。

是否讓單腳承受體重？

骨盆部位的姿態歪斜，就會讓骨盆底肌等和呼吸相關的肌肉衰退。

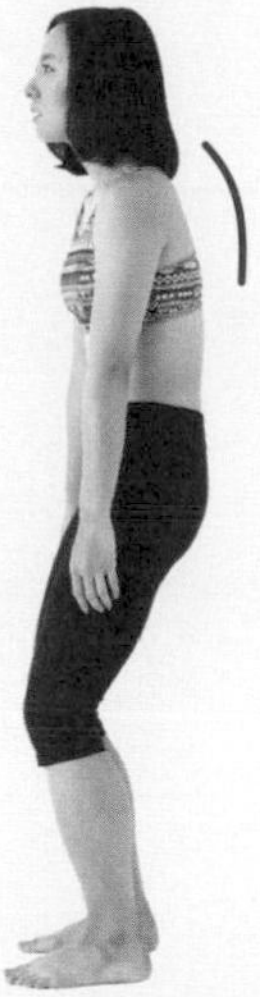

有沒有駝背？

請小心駝背的站姿，會讓橫隔膜無法順利發揮功能。

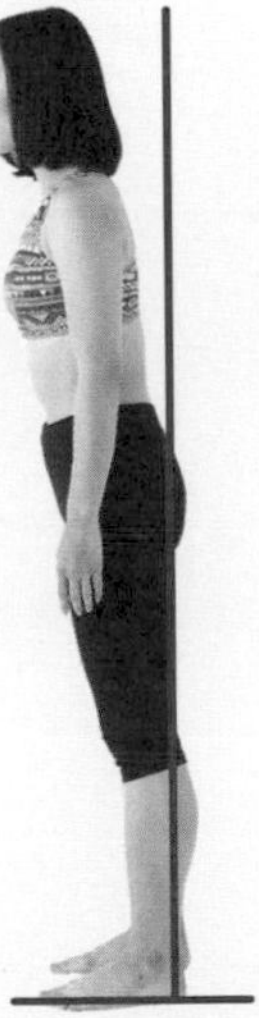

重心是否讓身體往前傾？

長期姿勢前傾，會使胸肌變得僵硬，讓呼吸不順暢。

從側面檢視自己的站姿

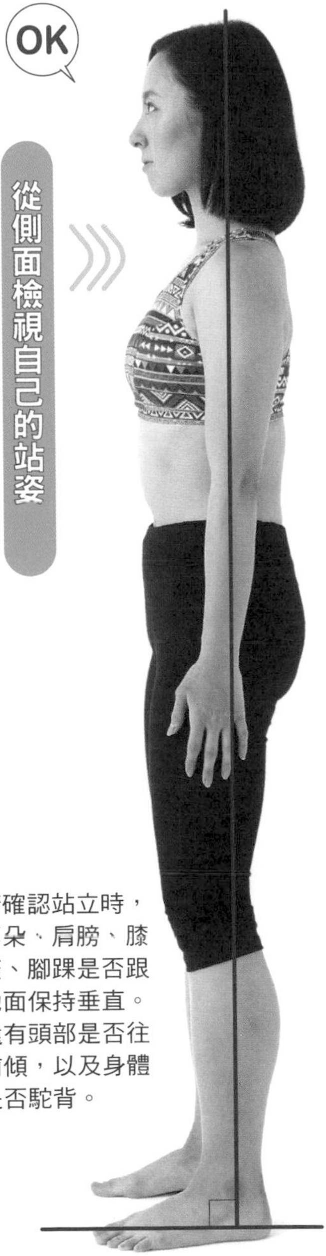

請確認站立時，耳朵、肩膀、膝蓋、腳踝是否跟地面保持垂直。還有頭部是否往前傾，以及身體是否駝背。

基本坐姿

當你的身體長期駝背，
胸腔內的各種機能就會開始弱化，導致呼吸變淺。
因此我們要透過端正的坐姿訓練呼吸肌，
進而提昇自己的呼吸力。

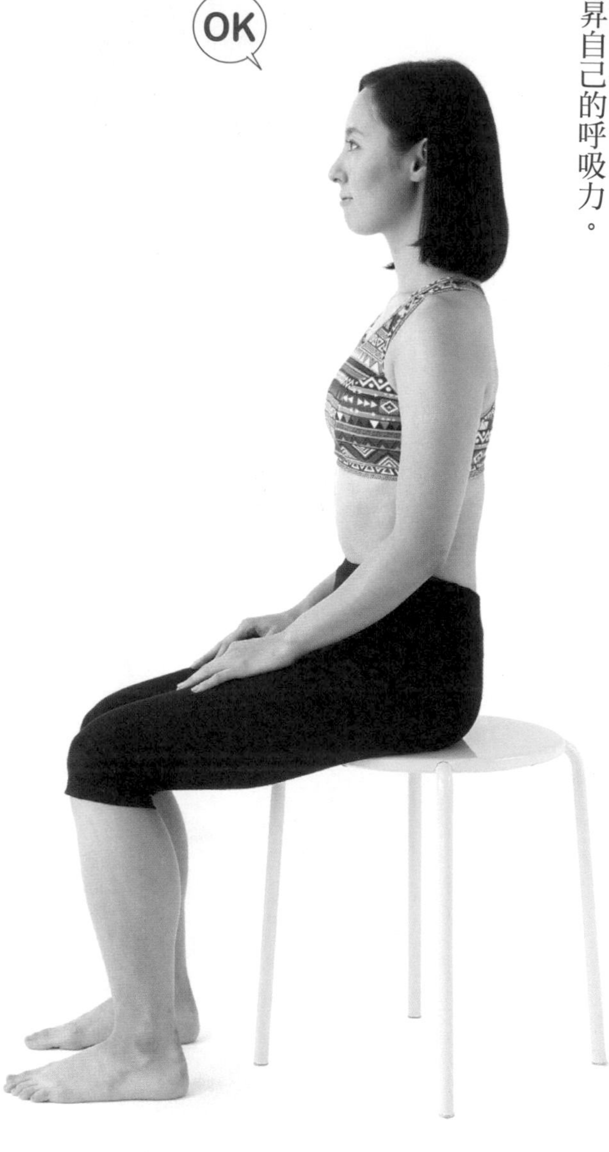

由於端正的坐姿比站姿更難隨時注意，所以建議時常用雙手確認重心是否平衡。需要確認時，請隨意用一隻手放在胸口中央，然後另一隻手放在腹部中央，以此檢視兩手的位置是否處於同一個直線上。如果都在同一個直線上，就代表目前的座姿很端正。

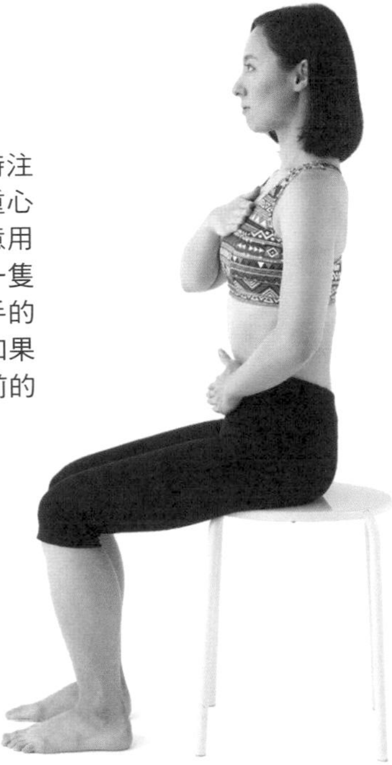

！檢視重點

是否前傾？

使用電腦時，最容易出現這種姿勢。請檢視放在胸口的手，是否比腹部上的手還更位於前方。

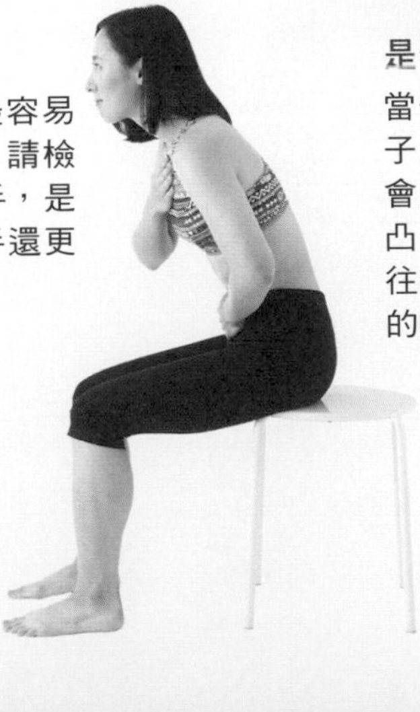

是否駝背？

當你用駝背的姿勢坐在椅子上時，放在腹部上的手會比胸口上的手還要往前凸。此時，你的下顎也會往前凸出，造成身體所有的呼吸肌無法順利運作。

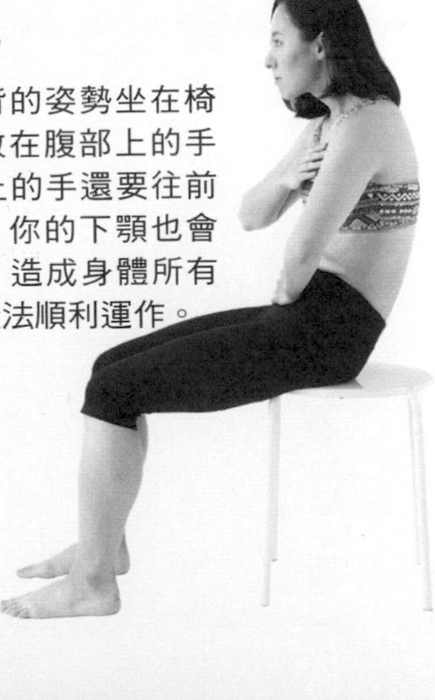

橫笛呼吸法

如果你發現呼吸和吞嚥力量變弱時，最應該先學會的就是這個呼吸法。雖然這種呼吸法的重點只是用鼻子吸氣和嘴巴吐氣，但這種「吸氣吐氣」的動作就是其他呼吸法的基礎動作。

① 以嘴巴吐氣

用輕鬆地坐在椅子、地板上。將嘴巴輕輕地橫向伸展，並且稍微張開嘴唇慢慢吐氣。每次吐氣時間建議在十秒到十五秒之間。吐氣後，再持續地將氣全部吐完。

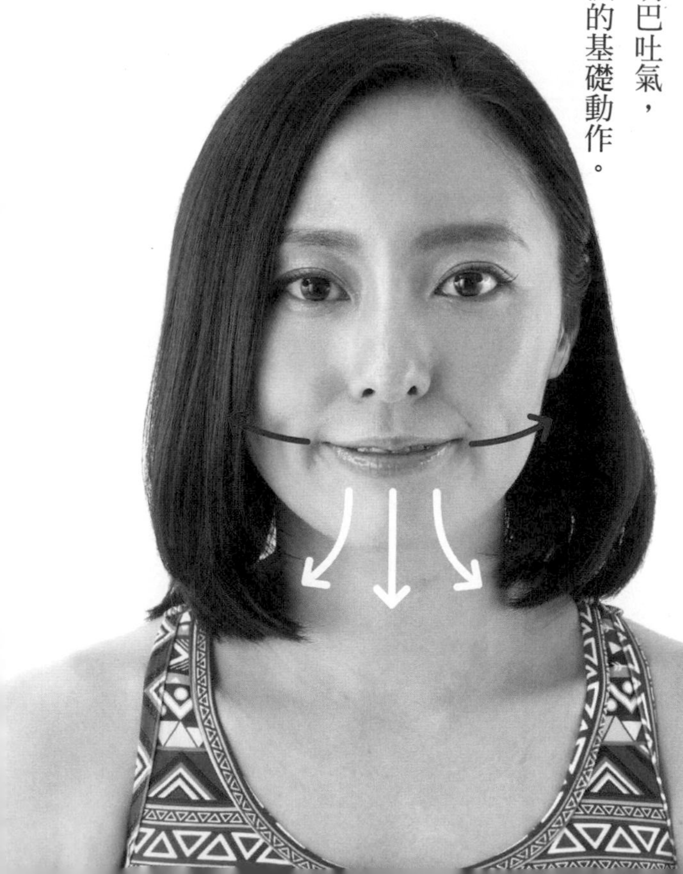

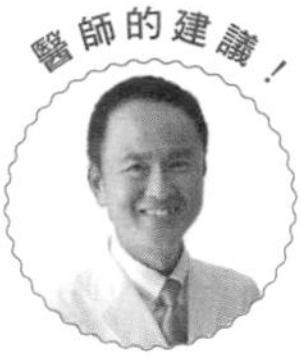

進行這個呼吸法時，請想像自己正在吹橫笛、草笛，嘴唇中央微微張開。

2 以鼻子吸氣

請用鼻子吸氣。按照前面的步驟將氣吐完時，用五到六秒的時間慢慢將空氣吸進體內。請將吐氣和吸氣兩個步驟視為一組動作，並且交互進行。

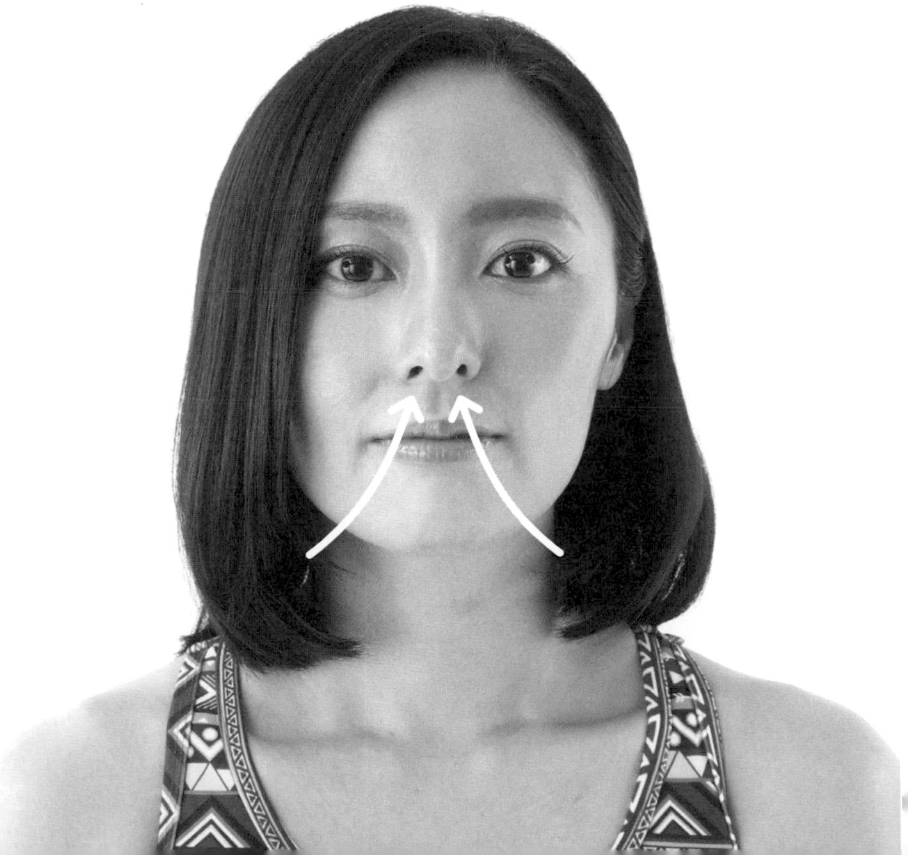

橫膈膜呼吸法

雖然這種以鼻子吸氣和呼氣的動作是最簡單的呼吸方式，不過卻也是強化肺臟機能、呼吸力的關鍵！由於用鼻子呼吸可以達到淨化進入肺臟的空氣的作用，因此平時要有意識地做這個動作。

① 以鼻子吐氣

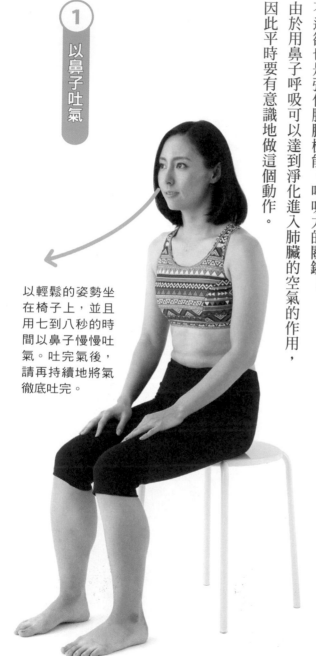

以輕鬆的姿勢坐在椅子上，並且用七到八秒的時間以鼻子慢慢吐氣。吐完氣後，請再持續地將氣徹底吐完。

醫師的建議！

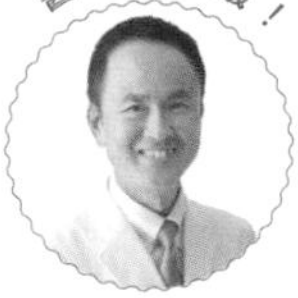

你可以用市面上能買到的
膠布幫自己練習閉口呼吸。

2 以鼻子吸氣

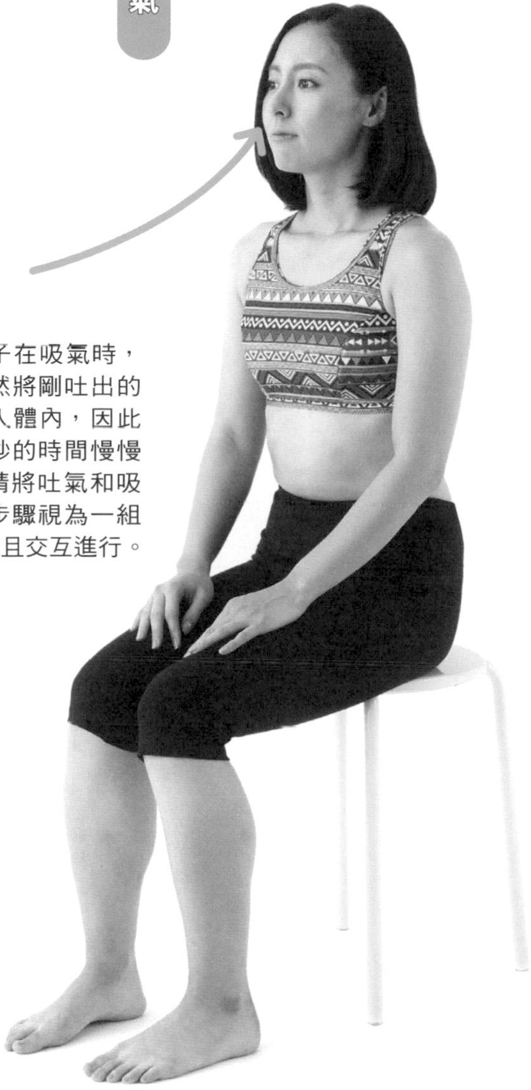

由於鼻子在吸氣時，也會自然將剛吐出的空氣吸入體內，因此請用五秒的時間慢慢吸氣。請將吐氣和吸氣兩個步驟視為一組動作，並且交互進行。

抱球姿勢

此訓練方法不但能活絡作為主要呼吸肌的橫隔膜，還能提昇整體的肺臟機能。由於可以幫助分泌血清素，因此改善呼吸的同時也能獲得鎮靜的效果。

1 兩臂做出環抱大球的姿勢

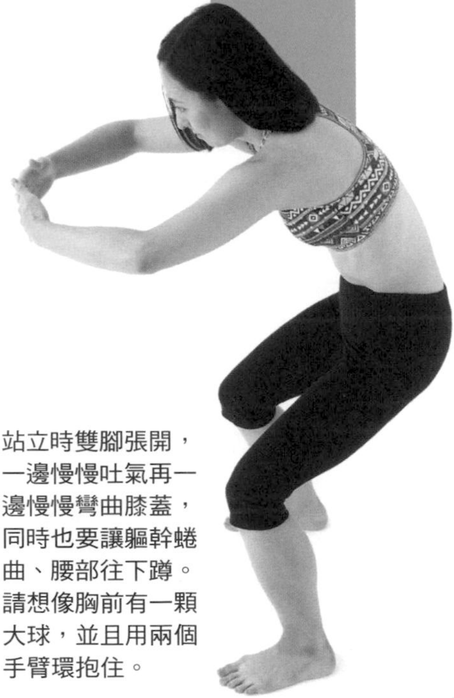

站立時雙腳張開，一邊慢慢吐氣再一邊慢慢彎曲膝蓋，同時也要讓軀幹蜷曲、腰部往下蹲。請想像胸前有一顆大球，並且用兩個手臂環抱住。

1分鐘
×
1組動作

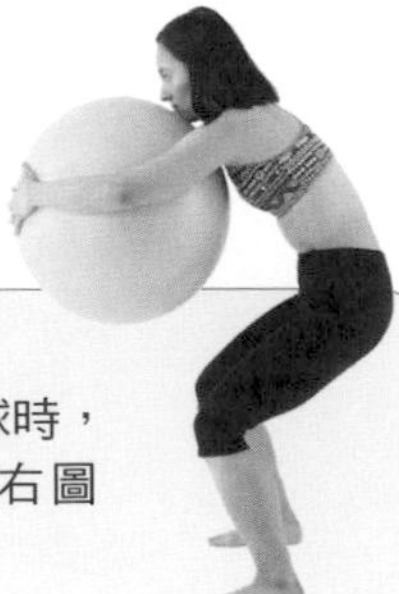

! 檢視重點

想像雙臂環抱大球時，球的大小可參考右圖所指示的尺寸。

2 兩臂向前伸展

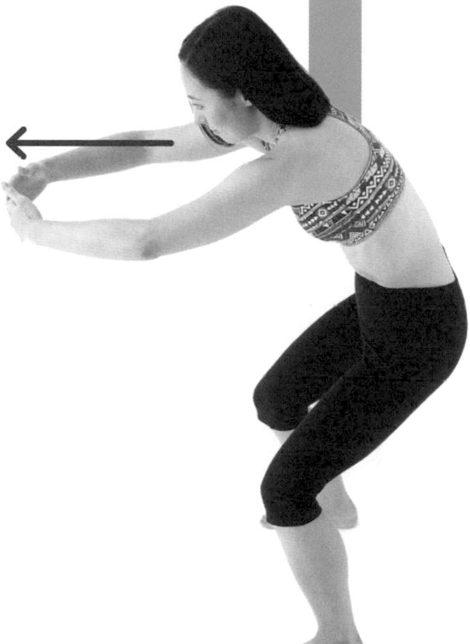

抱住球的雙臂往前伸展。用十秒的時間，將肺中的所有空氣吐出。接著緩緩地呼吸並回到❶的姿勢。

3 身體向右轉動

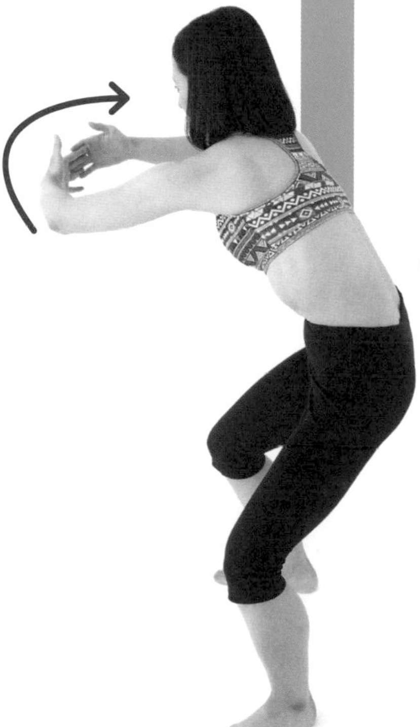

用十秒的時間慢慢吐氣，但身體同時要慢慢往右邊轉動。再緩緩呼吸並回到❶的姿勢。接著繼續往相反方向（左邊）進行相同動作。

鎖骨轉動訓練

保持柔軟的肩胛骨是深呼吸不可或缺的要素，但只靠小面積的柔軟操並不容易緩和肩胛骨周圍的肌肉。不過，我們把雙手放在鎖骨上，再旋轉雙臂，就能有效緩和肩胛骨上的肌肉。

30秒 × 1組動作

1 把雙手放在鎖骨上

將雙手放在鎖骨上，再放鬆雙臂。

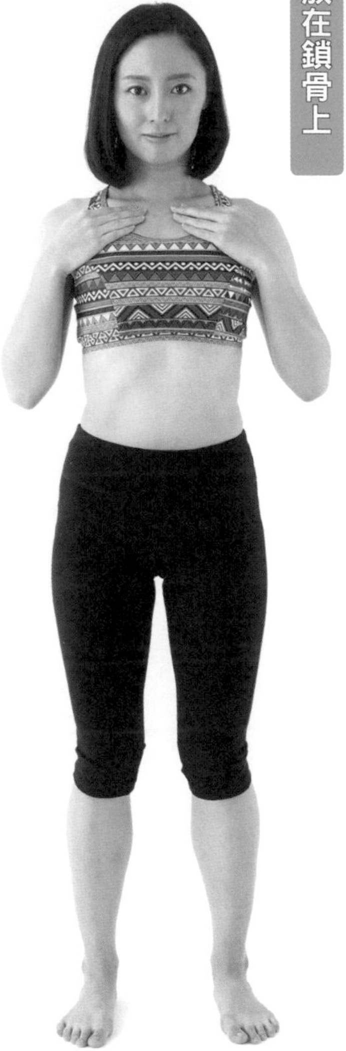

2 雙肘向外側旋轉

以鎖骨為固定點，雙肘往上橫向上舉，向外側大範圍地旋轉一到兩次。外側旋轉結束後，再往內側旋轉一到兩次。

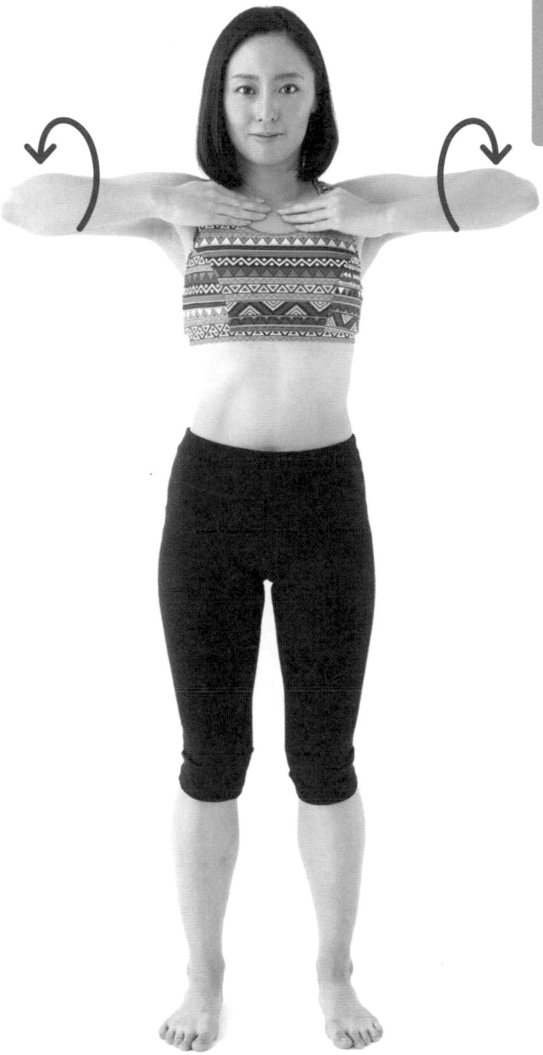

肋間肌訓練

當你順利使橫隔膜成為身體的主要呼吸肌後，下一步就是要鍛鍊肋間肌為呼吸肌。雖然人過中年和運動量不足會使體內的肌肉變僵硬，但只要好好伸展肌肉就能使呼吸更輕鬆。

1分鐘
×
1組動作

1 將左手放在頭上，手臂橫向往上抬起

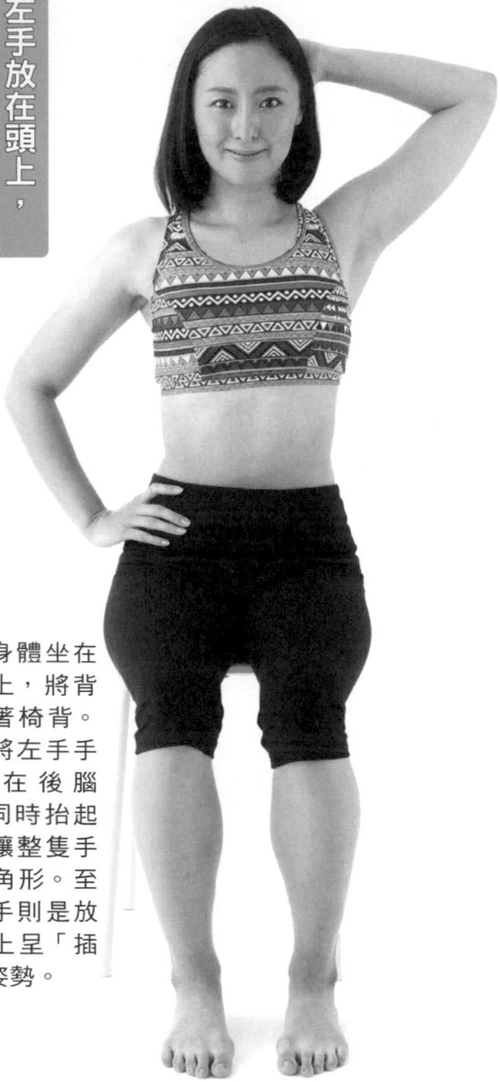

挺起身體坐在椅子上，將背部貼著椅背。接著將左手手掌放在後腦杓，同時抬起手臂讓整隻手呈三角形。至於右手則是放在腰上呈「插腰」姿勢。

2
將手肘往上舉

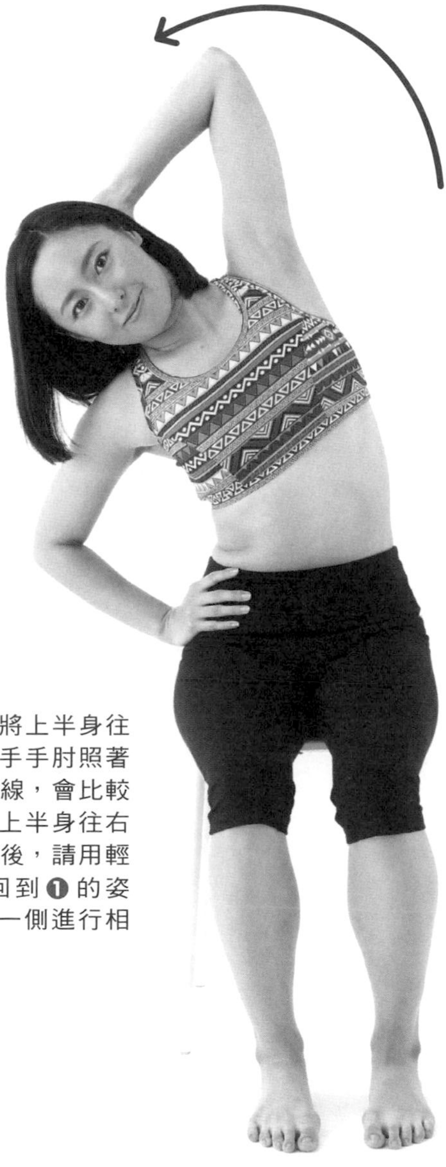

慢慢呼吸的同時，將上半身往右側彎曲。建議左手手肘照著圖示的方向畫出曲線，會比較容易伸展肋間肌。上半身往右側彎曲且呼氣結束後，請用輕鬆的心情慢慢地回到❶的姿勢。接著，再換另一側進行相同訓練。

大胸肌訓練

這個簡單的訓練，只需要用深呼吸的動作伸展胸部，以及用吸氣的動作收縮胸肌。

整個步驟只需要自然將雙臂靠在地面上就能完成，即使年紀大的老人家也能輕鬆安全地進行。

以九十度和一百三十五度的方向，就能讓整個大胸肌獲得全面性伸展。

1 將手肘和手掌靠在地面

將手腳與肩同寬，手肘和膝蓋的位置呈一直線。

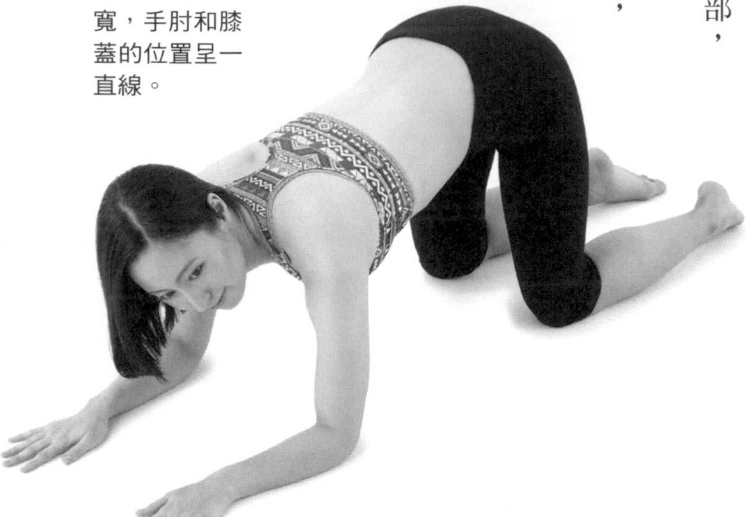

1分鐘
×
1組動作

2 右臂往九十度伸展

右手手掌以身體為基準，往九十度角的方向貼地滑出。此時右肩貼著地面，右胸則是接近地面。接著讓手臂往九十度角的方向伸展，使大胸肌的上方獲得伸展。右肩做完後，也讓左肩進行相同訓練。

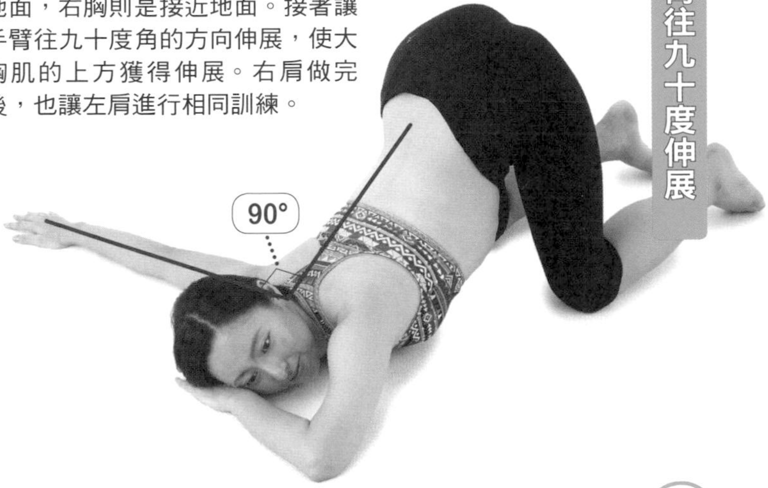

3 右臂往一百三十五度伸展

手臂往頭部上方移動，此時手臂開合的角度與腋下呈一百三十五度角，然後開始伸展大胸肌的下方。結束後，另一個肩膀再做相同的訓練動作。

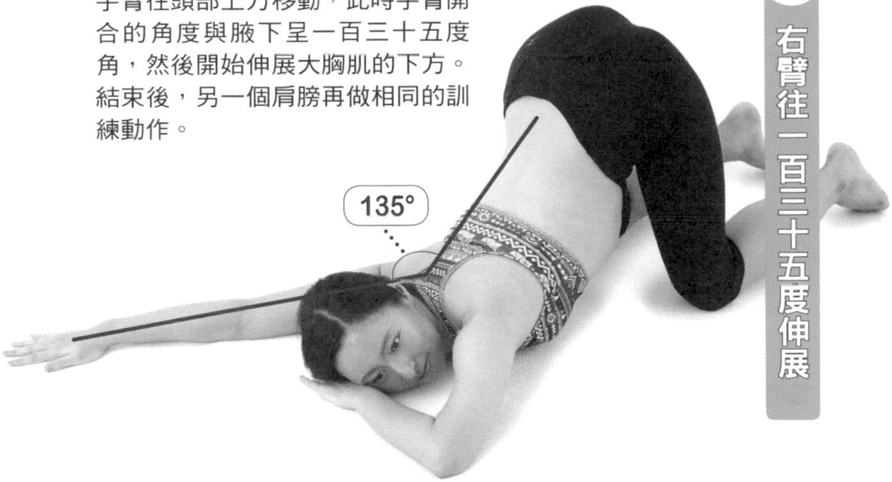

注意！ 若有肩膀疼痛或難以伸直手臂的症狀，請不要勉強自己進行此訓練。訓練時，請慢慢讓自己的手臂伸展開來。

骨盆底肌訓練1

骨盆底部負責支撐膀胱、大腸，
而骨盆底肌除了有收縮尿道、肛門的功能，
還可以輔助「吐氣」的動作。
此處的肌肉容易因為駝背、久坐不起而僵硬，
只要透過這個簡單的訓練，肌肉就可以獲得舒展。

1 雙手支撐地面

手腳與肩同寬，雙手支撐地面

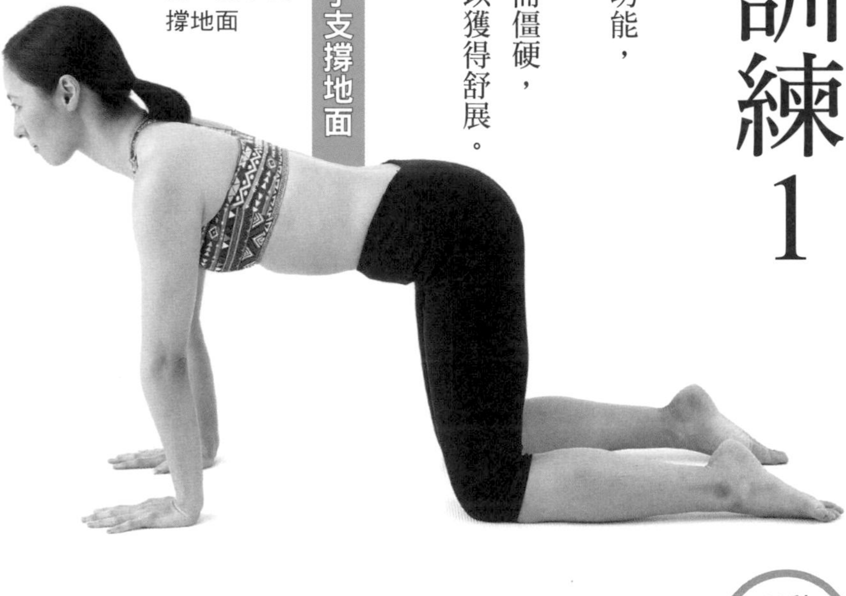

10秒×10組動作

② 蜷曲背部

一邊吐氣，一邊彎起上半身，讓背部蜷曲。此時要肛門自然收縮。

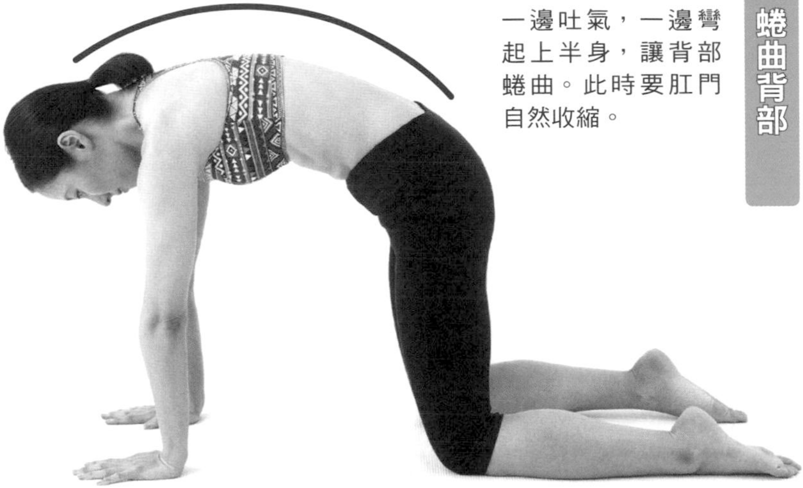

③ 頭頸向上、背部向下壓

吸氣時，讓頭頸向上、背部向下壓。此時臀部往上抬起，肛門肌肉放鬆。

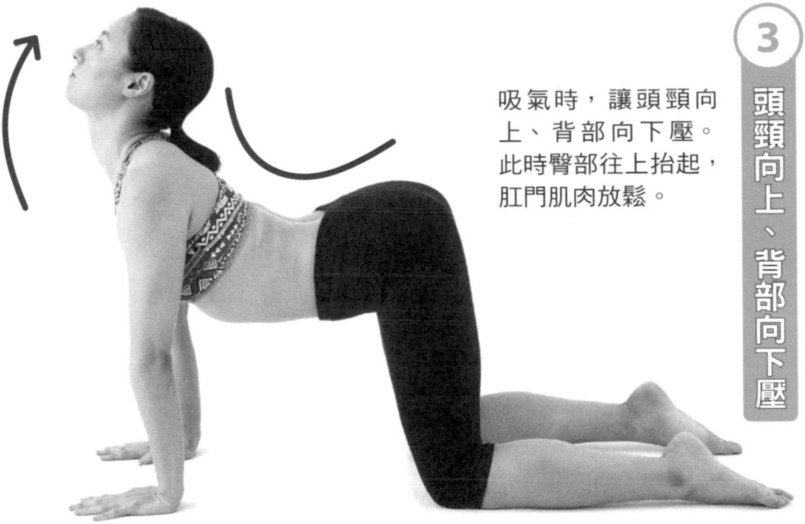

骨盆底肌訓練2

所謂的「骨盆底肌」指的就是骨盆腔內包含膀胱、尿道、陰道和直腸周圍的肌肉群。由於這個部位是難以活動的肌肉，要格外刻意活動肚子內的肌肉來達成訓練。此外，因為骨盆底肌會隨著橫隔膜一起運動，所以在習慣這個訓練後，你就可以讓自己的呼吸變得更順暢。

10秒 × 10組動作

1 仰躺並臉部朝上

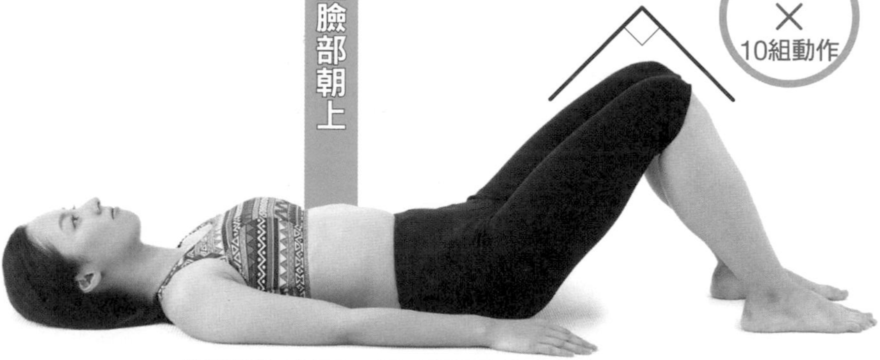

仰躺並臉部朝上，同時讓膝蓋彎曲九十度。

2 臀部抬起，同時肛門肌肉收縮

吐氣的同時，臀部稍微抬起，並讓肛門肌肉收縮。抬起臀部時，建議用臀部朝頭部的方向帶去。習慣這個動作後，下次進行時便可直接從地面開始抬起臀部。

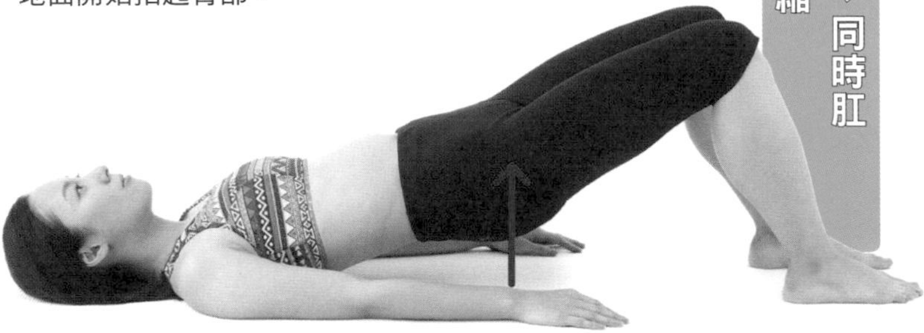

3 臀部放下，同時放鬆肛門肌肉

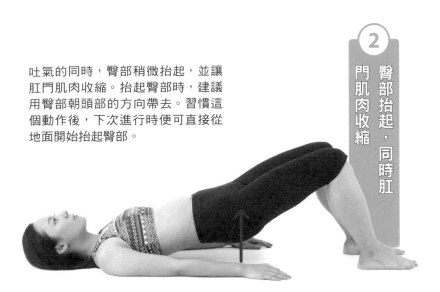

一邊呼吸一邊放下臀部，同時放鬆肛門肌肉。請用朝頭部帶去的臀部正逐漸歸位的感覺進行這個動作。當臀部接觸到地面後，肚子裡的肌肉放鬆，並且再次吸氣。此時請用放鬆腹部內側肌肉的感覺呼吸。

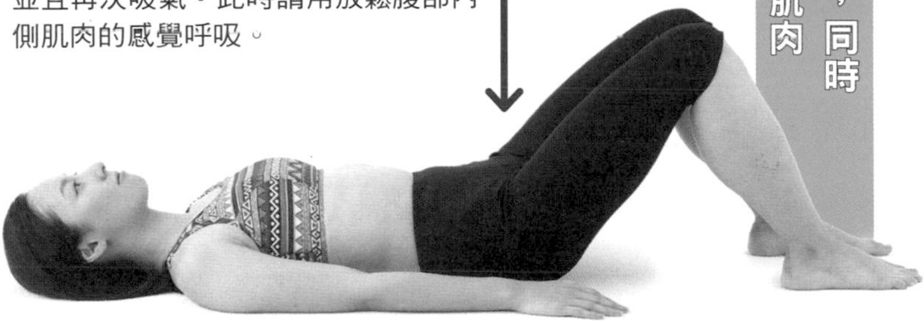

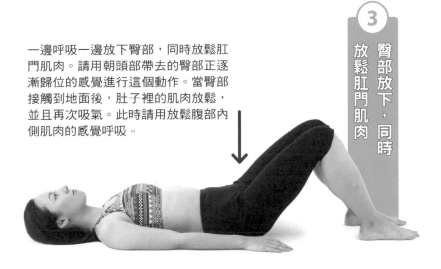

呼吸輔助肌訓練

腹直肌擁有保護內臟、輔助呼吸的功能，
而且會因為長期的蜷曲姿勢而變得僵硬。
想要放鬆你的腹直肌，
最好的方法就是採取與軀幹方向相反的伸展動作。

30秒 × 1組動作

1 身體俯臥在地面

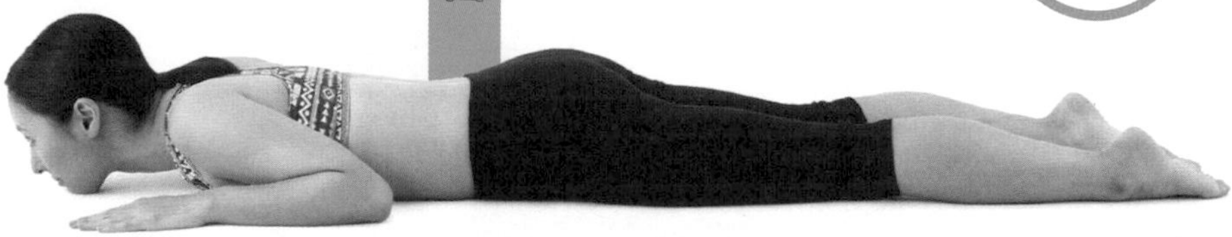

身體俯臥，雙肘靠著地面

2 以雙肘支撐身體，將上半身抬起

雙肘靠著地面，將上半身抬起。此時請將肚臍的部位貼著地面，不要隨著抬起。

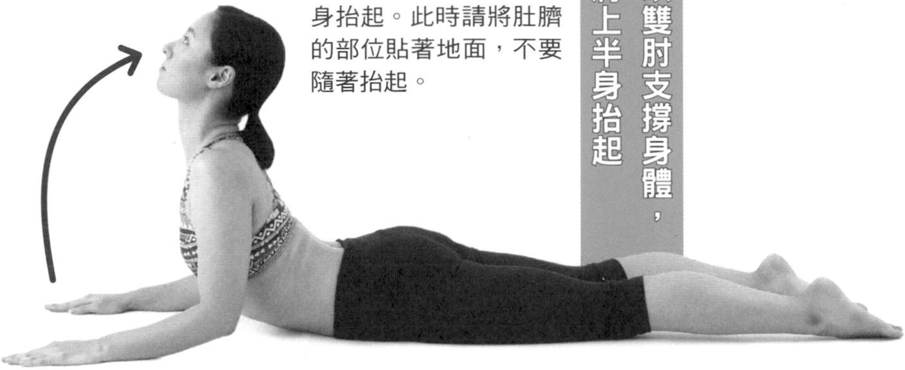

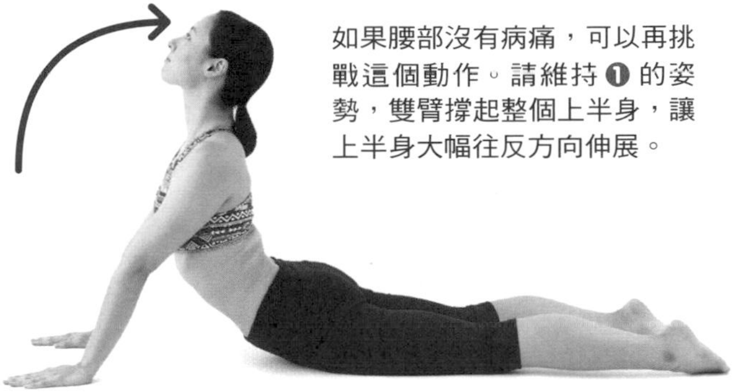

如果腰部沒有病痛，可以再挑戰這個動作。請維持 ❶ 的姿勢，雙臂撐起整個上半身，讓上半身大幅往反方向伸展。

注意！ 背部和腰部有病痛的人，請先諮詢專業醫師，確認身體是否適合進行這個訓練。

第二章

新文明病10個有害肺臟的不良生活習慣

「以肺活量自豪」的人最危險

我在醫院診間以及演講會上跟聽眾聊天時，常常會發現很多人對肺功能的好壞有錯誤的認知。

例如，跟有吸菸習慣的朋友聊吸菸對肺功能所造成的影響時，對方通常都會這麼回答我：

「我的肺功能還算正常，因為我的肺活量有四千毫升」。

沒錯，我發現許多有這類想法的朋友，**都認為肺活量越大就代表肺功能越正常**。

肺活量確實代表著從深呼吸開始到吐氣後的空氣總量，不過患有慢性呼吸道疾病（COPD）的患者，雖然身體的呼吸機能處於衰弱狀態，但肺活量的數據高於平均值以上的案例並不少見。因此，**當你想要診斷呼吸系統的機能是否正常，並不是將肺活量視為參考數據，而是從深呼吸狀態下的「一秒內所吐出的空氣」數據作為基準。**

例如，在美國職棒大聯盟成為新人王的日本選手大谷翔平先生，據說就擁有六千毫升的超大肺活量。但相反地，去年因為患有嚴重的COPD而逝世的日本落語家桂歌丸先生，也有四千毫升的肺活量。

成年男性的平均肺活量為三千五百毫升，成年女性則為二千五百毫升。而大谷翔平身為一名頂級的運動選手，肺活量的數據遠超過一般人是大家都能接受的結果。

但患有COPD的桂歌丸先生，肺活量卻也有四千毫升這個超出平均成年男性的數據後，各位會不會覺得訝異呢？

其實，運動員和COPD患者在肺活量的判定方向上並不同。兩者在一秒內所吐出的空氣百分比上多半有很大的差異。運動員在自己吸入六千毫升空氣後，可以在一秒內全部呼出。而COPD患者在吸入四千毫升的空氣後，一秒內大約只會呼出一千五百毫升空氣。而剩下來的二千五百毫升空氣則會殘留在肺部。這種殘留肺部的空氣則稱為「殘氣量」，患有COPD等呼吸疾病的人則會因為病情的嚴重程度而隨著殘氣量數據變高。

即使有辦法吸入四千毫升的空氣，但只要沒辦法一口氣呼出來，只要稍微運動一下就會出現喘不過氣的狀態。就像是一輛原本馬力有四千C.C.的車，但經過長期使用後開始老化，駕駛時會有一千五百C.C.的馬力無法發揮出來。這種狀態下，再怎麼勉強這輛車，都不能展現出新車時期的四千C.C.馬力。

在日本，始終沒將一秒率的正確觀念推廣出去，其實是我們胸腔外科醫師的責任。

所以我建議大家在肺部的照護常識上，請將關鍵字從肺活量改為「一秒率」。雖然這是原本就存在的常識，但還是很希望還沒意識到的人，將這視為「新常識」並牢記在腦裡。

COPD不是「無法吸氣」的疾病，而是「瞬間吸不到空氣」的疾病

目前全世界的COPD確診人數不斷攀升。**由於「肺氣腫」和「慢性支氣管炎」也是COPD的別稱**，許多人都在沒有自覺症狀的情形下，讓COPD的病情持續延誤。

一旦COPD的病情惡化，日積月累之下，就連呼吸少許空氣也會喘不過氣。在無法將體內所有空氣呼出的情況下，再接著吸取新鮮空氣。而新鮮空氣吸入後，則依然

無法將不要的空氣呼出，最後在不斷吸新鮮空氣卻無法排出廢氣的惡性循環下，就會造成所謂的「喘不過氣」的狀況。再加上病情變得嚴重時，肺臟中一直有無法呼出的空氣，就會讓你顯得氣喘如牛，開始不斷用嘴巴大口呼吸。

由於吸入肺中的空氣無法排出，過剩的空氣就會讓肺處於膨脹狀態，在擠壓氣管的情形下便會造成氣管阻塞。例如，想要大口喝彈珠汽水時，瓶中的彈珠會堵住汽水的流動。而患有COPD的患者，無法一次呼出空氣的症狀正是這種情況。因此，我們才會以「一秒率」判斷肺臟的機能是否健康。

醫院需要測量呼吸的一秒率時，一般會使用肺功能測量儀（Spirometer）。而測量的方式也很簡單，只要在確保鼻子呼吸順暢後，先以嘴含住肺功能測量儀，接著大口吸氣，然後再一口氣吐出所有空氣。這麼一來，我們就可以知道深呼吸時的最大量（用力肺活量，forced vital capacity，FVC）、最初一秒內所吐出的空氣量（一秒量），以及進行努力肺活量時最初一秒內的空氣量百分比（一秒率）。

一秒率為七〇%以上的人，肺功能屬於「正常」的範圍。一般來說，二十五歲左右的男女會測得將近八〇%的數據。不過，這個數據會隨著年齡的增長而下降。此外，不管是否有吸菸習慣，都會有一樣的數據範圍。還有，每個人的肺功能通常會在二十歲左右處於巔峰，而過了二十五歲左右則會開始衰退。

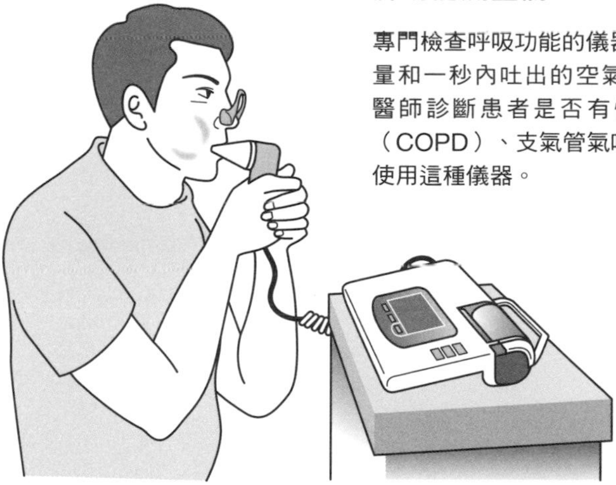

肺功能測量儀

專門檢查呼吸功能的儀器，可以測出肺活量和一秒內吐出的空氣量（一秒量）。醫師診斷患者是否有慢性呼吸道疾病（COPD）、支氣管氣喘、肺纖維化時會使用這種儀器。

過了四十歲後，有無吸菸的習慣就會明顯反應在肺臟功能的運作上。一般而言，沒有吸菸習慣的人即使過了七十歲，一秒率都能保持在七五％左右。而有吸菸習慣的人，大多會在四十五歲左右下降到七〇％以下。當你在四十五歲時測得七五％的一秒率，日後也就越容易患上ＣＯＰＤ。換句話說，身為癮君子就等於是罹患ＣＯＰＤ的高危險群。

你能自己控制肺年齡

最近在各大媒體上都能看到肺年齡這個詞。例如，在日本電視上某個介紹健康新知的綜藝節目裡，松島尚美小姐的肺年齡成為大眾討論的話題。當時松島小姐的年紀雖然是四十六歲，但在節目裡診斷出來的肺年齡，卻高達七十四歲。那麼，這個狀況又代表什麼呢？

如前文所述，**肺年齡可以透過一秒量、性別、身高計算出來**。所以，肺年齡比實際年齡還要老二十八歲的松島小姐，其實肺臟已經有失去正常功能的跡象。換句話說，**她的肺臟中有三成肺泡無法進行氧氣和二氧化碳的交換作用**。

而這樣的身體狀況，何以當事人會始終毫不知情呢？其實，這正是COPD恐怖之處。無論任何性別，即使四十歲以後所測得的一秒率在七〇%以下，許多當事者在生活中幾乎不會感到喘不過氣來。**就算肺臟和支氣管的功能已經變得衰弱，但橫隔膜和肋間肌等呼吸肌依然保持著年輕有力的狀態，COPD患者才會沒發覺呼吸系統的異狀**。

患者發現自己有COPD初期症狀時，通常是在過了五十歲後。他們會在健走、爬樓梯等活動時發現自己喘不過氣，或沒由來地咳嗽、感到喉嚨中卡痰。只是，在這個階段幾乎所有患者都不會到醫院檢查。即使前往附近的診所，通常也不會認為自己的呼吸系統已經出現毛病。

因心悸、喘不過氣、胸部悶痛而前往診所就醫的人中，通常都是認為先拍個心電圖檢查一下心臟的狀況。因為大多數都認為心肌梗塞、心臟衰竭等心臟疾病，肯定會立刻危急生命，所以習慣上會先從這個方面進行確認。

如果發現心悸、喘不過氣的源頭來自於肺功能異常，人們通常會因為認為沒有生命上的立即危險，而延後了肺功能檢查的安排。即使打算立即檢查自己的肺功能，也會因為設有肺功能測量儀的診所只占全日本的一〇%左右。所以COPD患者有很高的機率無法在初期檢查出肺功能異常。

此外，這種疏於防範ＣＯＰＤ的現象不只會發生在診所。例如，在各鎮鄰里舉行的健康檢查中，通常會有拍攝肺部Ｘ光的項目，然而這在發現ＣＯＰＤ的效果上十分有限。**觀察Ｘ光片確實也有辦法發現ＣＯＰＤ的症狀，但這通常也代表患者的ＣＯＰＤ病情已經很嚴重了。**因為Ｘ光片無法診斷出ＣＯＰＤ的初期和中期症狀。由於以上各種理由，所以，患者會在不知不覺間將ＣＯＰＤ的病情越拖越嚴重。

不過，由於近年各界逐漸將ＣＯＰＤ視為生活習慣病，因此我們現在還來得及早期發現，並及時以呼吸法和肌肉訓練達到肺功能的自我保健。

雖然人們認為受損的肺功能無法復原，但現在這已經是過時的常識。只要能改善以往不正確的生活習慣，積極透過呼吸法、呼吸肌訓練來鍛鍊深層肌肉，就能改善衰弱的肺臟功能。

忽視呼吸中止症將直接導致嚴重疾病

生活習慣疾病顧名思義就是因為長期累積的不良習慣（例如：異常的食物攝取量、運動不足等）所導致的病症。典型的有心臟病（心肌梗塞、狹心症等）、中風（腦梗塞、蜘蛛膜下腔出血、腦出血等）、糖尿病，以及堪稱生活習慣疾病代表的癌症。而COPD目前也可視為「第五類生活習慣疾病」。

共通點除了發病原因是源於生活習慣外，還有病程進行緩慢，導致多半在確診時才驚覺已經進入末期症狀。由於每個生活習慣疾病初期都不會有疼痛和不適感，因此患者前往醫院診斷後，常常會發現為時已晚。

生活習慣疾病除了初期症狀難以發現外，嚴重時容易導致其他併發症，使患者生活陷入困難、隨時面臨死亡的威脅。

近年來也發現COPD容易出現肺癌、肺炎、狹心症、心肌梗塞、糖尿病、骨質疏鬆症等併發症。雖然許多高齡婦女常常有骨質疏鬆症的問題，不過有COPD病史的男性也特別容易患有骨質疏鬆症。

此外，要是肺癌和肺炎是COPD的併發症，治療的難度也會隨之提高。例如，肺癌患者的確會在手術治療後出現肺臟功能衰弱的現象。尤其是因為COPD而衍生為併發症的肺癌，除了肺功能衰弱外，還可能併發肺炎等病症，使手術風險大幅提高。

所以，以日本國立癌症研究中心為主的各大醫院都規定有菸癮的肺癌患者，必須在手術前「確實戒掉抽菸習慣」。若患者是重度癮君子了，最少也要在戒菸一個月後才能進行手術。

即使COPD的症狀並不嚴重，但只要是癮君子，日本所有醫院都會拒絕進行肺癌的治療手術。這是因為光是有菸癮，就等於手術將會充滿風險。由於以上原因，胸腔外科醫生、麻醉科醫師幾乎都會對香菸敬而遠之，千萬不要以為他們特別討厭有菸癮的病患。

台灣十大死因「第三名」的肺炎後的不良生活習慣

日本人的死因長年來都是由「癌症」、「心臟病」、「腦血管病變」占據前三名。但根據日本厚生勞動省的調查，二〇一七年的主要死因排名裡，肺炎為第五名（台灣則為第三名），吸入性肺炎為第七名。而這兩個項目的數據加起來，排名順序就已經超過第三名的腦血管病變。

至於近年來日本確診人數持續增加的COPD，則在二〇一七年成為了男性死因的第八名。

順道一提，美國人的二〇一一年時死因排名裡，肺癌以外的呼吸系統疾病（例如：COPD、氣喘等）為第三名。WHO（世界衛生組織）所調查的全球人口主要死因，COPD於二〇一六年時從第四名升為第三名。

和美國、WHO的排名比較起來，日本因COPD的死亡率雖然較少，但其實日本對這個數據有不同的定義。因為很多日本醫師對於患上COPD進而併發肺癌、肺炎、心肌梗塞的死者，會將死因記載為「肺癌」、「肺炎」、「心肌梗塞」。

其中理由推測是因為，日本人長期以來沒有足夠的認知。所以COPD才會成為生活習慣病，同時也是日本人的死因之一，未來還是會有很多死亡病例會是導因於這個因素。就我個人推測，若將COPD視為日本國民的主要死因，現在或許早已名列第四、第五名。

除了死因的排名上，還有一件事必須跟每個對自己的呼吸系統健康沒自信的人說清楚。那就是COPD患者在併發肺癌、肺炎的情況下，身體多半會感到痛苦。尤其是COPD併發肺炎時，死亡時更是承受相當大的痛苦。

一般來說，只是罹患肺炎，死亡機率並不高。雖然七十歲以上的高齡患者仍很有可能因肺炎而死亡。但相對而言，若只是罹患肺炎，還是有人能安穩度過人生的最後一程。雖然多少會在最後階段裡感到痛苦，但因為高齡患者的心臟通常也較為虛弱，所以多半會在短時間內安然離世。

但若是五十到六十歲的COPD患者併發肺炎時，就會有完全不一樣的臨死狀況。不過在說明之前，要先強調這裡並非危言聳聽。當長期患有重度COPD時，在即將死亡的兩週內，便會強烈感受到極痛苦的折磨。

此時，呼吸能在肺中交換的空氣變得極端少量，因此代表患者就像是身處於水中，感到自己快要溺水的狀態。這就能讓人感到非常難受，再合併心臟功能衰弱的症狀時，更是讓痛苦雪上加霜。

而且就算是其他併發症，也會讓COPD患者在死前感到前所未有的痛苦。過去許多患者都一致認為「**那種痛苦就像是肺裡被塞了大量棉花一樣**」。

COPD雖然初期沒有明顯症狀，只有喘不過氣、咳嗽、聲音沙啞等病徵，但是這些輕微症狀日後多半會在沒有任何徵兆的情形下突然惡化，最後就在越來越惡化的情況下，肺功能迅速衰退，直接影響到自己原本的正常生活。

在COPD的治療上，一般會給予支氣管擴張劑和消炎藥，擴張病患的支氣管，同時**還會併用呼吸系統復健（呼吸肌訓練）**。但如果是重度COPD症狀，病患平時的生活就無法離開氧氣罩。

說到這裡，或許很多人還記得日本的桂歌丸先生在晚年時，一邊帶著氧氣罩，一邊在網路直播中的模樣吧？

由於重症時連在平地上走路也會氣喘如牛，所以患者躺在病床的時間也會跟著變多。患者在這個時期也因此常常躺臥著，肌肉量、免疫力會隨之衰退，讓身體變得更容易患上肺炎。就我個人的認知裡，許多因併發肺炎而住院的COPD患者，死亡證明通常會被記載為「肺炎」。但若要追究主因，或許有半數因肺炎而死的患者，都是因為患上COPD的關係。

吸入性肺炎容易在睡眠時發作

既然我們討論到肺炎的話題，那就稍微介紹一下患者數也在成長中的吸入性肺炎。雖說肺炎分成很多種，**但年長者死因為肺炎時，大約有八到九成是吸入性肺炎。**

吸入這個詞就是「不小心吞食下去」的意思。原本食物必須透過食道運送到胃中，而食物吞嚥至氣管所引起的發炎，就被稱為「吸入性肺炎」。

我們的食道跟氣管雖然在喉嚨裡是一體的，但吃東西時氣管都會自然用蓋子蓋住，不讓異物進入肺裡。

然而，年長者的身體反射功能衰退，氣管上的蓋子會變得不靈活，因此導致食物吞嚥至氣管當中。到這裡為止的問題，都還算是初期症狀，最嚴重的就是長者對誤嚥食物的感受會變得沒有自覺。目前日本已經是超高齡社會，所以吸入性肺炎的患者才會有顯著增加的跡象。

有年長者的家庭以及安養院等設施，為了極力預防長者在進食時噎到，會盡力將餐點中的食物切碎。但是，為了六十到七十多歲長者的健康著想，最好用相反的方式預防長者誤嚥。換句話說，**平時最好刻意食用有咬勁或必須細嚼慢嚥的食物，例如：魷魚、麵包等等。**這是因為嘴裡的肌肉會隨著年齡增長而衰退，因此，平時要藉由進食的機會鍛鍊嘴裡的肌肉，延緩口腔的老化。

但話說回來，大眾對吸入性肺炎的印象往往都認為是進食中所引起的病症。然而這種觀念其實是錯的。**睡眠時因為吞嚥唾液而導致的吸入性肺炎更是常見。**

由於用餐後口內的細菌會加速繁殖，所以建議大家在上床睡覺前，最好能養成刷牙的習慣。

總之，平時刻意食用必須細嚼慢嚥的食物，以及注意用餐後的口腔衛生，才是預防吸入性肺炎的最好方法。

另外，再加上這裡所介紹的呼吸法和呼吸肌訓練，提高自己的呼吸功能就可以更完善地防止吸入性肺炎的發生。

咳嗽氣喘與COPD的差異

最後要介紹近年開始被大眾注意的「喘鳴咳嗽」。喘鳴咳嗽的主要特徵就是長達數週的輕微咳嗽及伴隨而來的呼吸不順，其實這兩個症狀也跟COPD的症狀一樣。

不過，兩種疾病的咳嗽方式其實有差別。喘鳴咳嗽是會持續「乾咳」一個月以上，還有喉內的痰液難以咳出。此外，在溫差大的環境也容易出現咳嗽症狀。

而COPD咳出的痰液呈黃黏狀，咳嗽程度不像喘鳴咳嗽那麼嚴重，但就算把黃黏的痰液咳出，喉嚨還是會不舒服地繼續咳嗽。

同樣是喘鳴，喘鳴咳嗽和支氣管喘鳴在病癥上會有明顯差別。發生在支氣管部位的支氣管喘鳴在咳嗽時，會從喉部發出哮喘般的呼吸聲。而喘鳴咳嗽在咳嗽時沒有這類特

徵。

喘鳴咳嗽患者雖然會在持續一個月的咳嗽症狀後痊癒，但若是喘鳴咳嗽持續嚴重產生，就有可能演變為支氣管喘鳴，建議即早前往診所就診。

另外，還要注意的就是使用市面上能買到的止咳藥。一般的止咳藥含有可待因，而這種成分其實具有麻醉效果，雖然成分微量，不用擔心副作用，但**比較麻煩就是這種成分會隱藏病癥。**

吃下止咳藥後，大腦中樞會發出「不要咳嗽」的命令，讓身體暫時停止咳嗽。所以在吃過止咳藥的情形下前往醫院看診，就會無法讓醫師正確診斷出咳嗽的原因究竟是喘鳴咳嗽還是支氣管喘鳴。因此長期有咳嗽症狀的人，請不要依賴止咳藥，盡快前往醫院就診才是最好的方法。

肺臟的生活習慣病正無聲無息增加中

很少人會因為「稍微動一下就喘不過氣」而前往醫院就診。不過，我還是希望大家在發現自己有這種症狀時，能多花一點時間思考，想想「自己的肺臟是否出了問題」、「現在我的肺臟正處於什麼狀態」。

「喘不過氣」在胸腔外科的觀念中，等於就是身體暗藏嚴重病情的警訊。在動手術時，也看過上百例因吸入大量香菸、汽機車廢氣等有害化學物質後，導致肺泡縮小並失去功能的烏黑肺臟。

更何況對於「受到汙染的肺臟」今後會持續增加的事實，使身為醫師的我們根本無法坐視不管。還有前文也提過的ＣＯＰＤ患者數量，在全球各地也都有逐年增加的趨勢，所以日本也絕對不能置身事外。

雖然ＣＯＰＤ和肺氣腫、慢性支氣管炎有很大的差別，但值得注意的是這些疾病往往跟香菸有關。所以這反而讓人疑惑「為何在癮君子族群已經大幅減少的日本，還是持續出現ＣＯＰＤ病患」。這個答案的線索，其實跟我們「過去」的生活習慣相關。

雖說我們現在會對公共場所分別出吸菸區跟禁菸區。但十多年前的日本，不會將辦公室、餐飲店區分出吸菸區和禁菸區。除了辦公室和餐飲店外，還有長途公車、列車等，會准許癮君子自由吸菸。甚至醫院內也會在走廊角落設置吸菸區供人吸菸。

醫院內不但有患者和家屬會吸菸，而且醫師當中也有不少癮君子。四十年前，我剛成年時也認為沒必要去反對這個隨時隨地都有人會在身旁吸菸的社會。

不瞞各位，我在當年還覺得吸菸就是「成為大人的證明」，也曾當了兩年的癮君子。直到在解剖學的課堂中親眼看到漆黑的肺臟後，才開始把菸戒掉。直到現在我依然很後悔，覺得自己為何要把人生中的兩年用在成為癮君子上。因為這代表包括自己在內的身邊人們，完全暴露在患上COPD危險之下。

每當我回憶過往，都能發現昭和時代裡的人們，不管自己、家人還是鄰居，常常會理所當然地抽起菸來。再加上七〇年代初期的日本正處於高度經濟成長期的尾聲，平時的空氣裡存在著來自車輛、工廠所排出的有害物質。而這又是最讓人防不勝防的一點。因為在我們長期吸入了這些受到汙染的空氣後，有害物質還要附著在肺裡數十年，身體才會反映出COPD的症狀。

從這個方面來思考，呼吸系統疾病患者會逐年增加，不只是由患者本身所造成，也算是因為環境所導致。所以，患上COPD，其實不只是因為「抽菸的關係」、「就算戒菸也來不及」。

由於日本厚生勞動省將COPD定義為肺部長期吸入有害物質及運動不足所導致的生活習慣病，所以建議所有患者都要以開放的心態，努力改善生活習慣，並且積極治療自身的病情。

在其他生活習慣病上，例如：糖尿病、高血壓、高血脂等知名病症，有越來越多患者能透過控制飲食和積極運動來改善病情。

也因為這種趨勢，日本胸腔外科醫師也想從這個方向發展出一套COPD的相關復建。換句話說，只要適當運動，就能改善自己的肺臟功能。而由這種觀念所誕生出來的方法，就是我想推廣的呼吸訓練，希望大家都能盡早學習呼吸訓練，改善呼吸習慣的同時，也能增強呼吸機能。

第三章

透過呼吸肌訓練，讓肺年齡年輕化

肺臟與呼吸機制

在說明呼吸法和呼吸訓練的效果之前，這裡會先講解呼吸機制。**我們每天雖然會呼吸大約兩萬次以上，但平時卻不重視呼吸機制。**

很多人到了自己忽然喘不過氣、咳嗽時，才會忽然注意起人體的呼吸機制是如何運作。但在消除了不適症狀後，又會忘記呼吸有多重要。所以我們可以說是意外地對呼吸機制不甚瞭解。

首先，主導呼吸機能的器官是肺臟，而鼻子和嘴巴則是負責吸取空氣，並且透過氣管將空氣運送到肺臟。雖然常常有人形容吸取空氣後的肺臟就像是「氣球」一樣，不過在說明時我們是用「**專門洗碗盤的海綿**」來形容。請想像這個海綿被透明的保鮮膜包住，而且裡頭還布滿了吸管。那些吸管就是支氣管，而且越往裡面延伸，末端就越細。

〔執行呼吸功能的器官〕

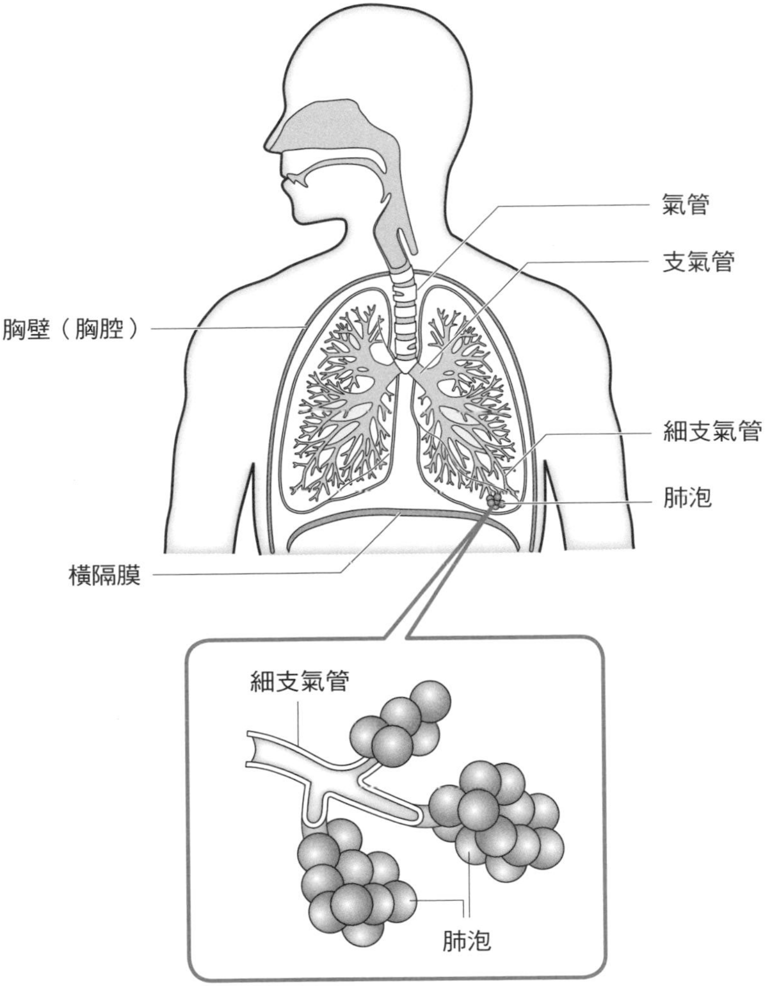
氣管
支氣管
胸壁（胸腔）
細支氣管
肺泡
橫隔膜
細支氣管
肺泡

當肺臟將空氣吸入支氣管內部時，會送往位於最末端的肺泡。雖然這些看起來像是葡萄的肺泡只有〇．一公釐的大小，但是這個部位卻能執行兩種很重要的功能。

第一是將空氣中的氧透過微血管運送給全身的細胞。第二是微血管將二氧化碳傳送到肺臟，再以呼氣的機制將二氧化碳排出體外。

在肺泡轉換氧和二氧化碳的功能稱為「氣體交換」，而我們就是靠這種功能維持生命。雖然肺臟必須執行如此重要的功能，但我們的環境卻不斷讓有害物質進入肺臟中，導致肺泡失去這種功能。而且肺泡一旦受到破壞，就再也沒辦法復原。就像是長期拿來洗碗盤的海綿，經過一段時間就會變得破破爛爛的。

這裡將肺泡比喻為海綿裡的空間會比較方便大家聯想。當海綿裡變髒時，含有空氣的空間就會受到破壞，之後又受到水分、洗碗精浸透，就會讓海綿原本的功能變弱。肺臟就像這樣，只要肺泡吸入汙染物質，處理空氣的功能就會變弱，所以氣體交換就會變得不順暢。

但是**肺臟的忍耐力非常強大，即使呼吸功能失去一半以上，也幾乎不會讓人體感到**疼痛、不適。即使無視肺部受到汙染，但在呼吸系統疾病的發展持續惡化前，你**早就被喘不過氣、沒有感冒仍然不停咳嗽的症狀纏身**。所以，我希望已經開始有這種症狀的人，千萬不要用「年紀大」的理由而放棄治療。因為**這是由肺臟發出來的警訊，主要就是告訴你，「呼吸功能已經開始減退」**。

與呼吸相關的呼吸肌有二十種以上

前面我們曾提到肺臟是掌管呼吸功能的器官，**但肺臟其實沒有肌肉，因此無法獨力達成呼吸運動，**必須藉著周圍肌肉的力量才能達到呼吸目的。而在**呼吸時，使胸腔擴大、收縮以達成控制呼吸的肌肉就是呼吸肌。**

人體從脖子到下腹的範圍，就有二十種以上的呼吸肌。其中最主要的呼吸肌，就是位於肺部底端，而且呈圓頂形狀的「**橫隔膜**」。雖然稱為「膜」，可能會被誤解是薄膜狀的肌肉，但其實橫隔膜是很厚的肌肉，日本燒肉中好吃又美味的就是這個部位。

橫隔膜下降時，空氣就會進入肺中，肺臟便會開始鼓脹起來。而吐氣時，橫隔膜會往上提高，肺臟便會因此得以收縮，自然就能將空氣推出。換句話說，**呼吸是由橫隔膜**

進行活塞運動來完成的。

若是可以讓橫隔膜的活塞運動變得更有力氣，肺臟不但可以獲得更大的伸縮力道，也能「讓呼吸變得更順暢」。但是，橫隔膜這塊肌肉也是會隨著年齡的增長而衰退。如果再加上抽菸、運動量不足等負面因素，橫隔膜的功能更容易迅速衰退。

橫隔膜以外的呼吸肌稱為呼吸輔助肌，會在進行深呼吸時發揮功能。例如，位於腹部的呼吸肌，包括腹直肌、腹橫肌、骨盆底肌等會在吐氣時，會與位於背部的呼吸肌，包括胸鎖乳突肌、脊柱起立肌、僧帽肌等會在吸氣時，在人體進行「吸氣」和「吐氣」動作時，呼吸肌間便會彼此會互相配合。

呼吸輔助肌跟橫隔膜一樣會有老化的問題，只要年齡增長、體內受到有害物質的汙染或運動量不足，就會因為老化而變得僵硬遲鈍。

雖然受到有害物質汙染的肺組織無法恢復原狀，但是**呼吸肌衰弱時還是能以復健的途徑來恢復功能**。而且復健方法其實相當簡單，甚至不需要前往醫院、健身房，自己在家裡就能完成。

而這個方法就是本書在第一章介紹過的呼吸法和呼吸肌訓練。

專業的呼吸治療師與鍛鍊法

在前面的篇幅中，我們提過日本厚生勞動省已向民眾宣導COPD是不良生活習慣引發的一種疾病。

在幾年前，由於代謝症候群被認知為生活習慣病，短期間內有許多人開始以運動和控制飲食來改善自己的健康。而我現在認為人們往後要改善COPD的症狀，也將會興起全新的保健趨勢。

其實，許多本來就備有復健室的醫院，為了幫助病患恢復健康的呼吸功能，也開始有增設「**呼吸復健課程**」的需求。雖然目前還是以腦梗塞、運動障礙症候群等外科方面的復健為主流，但開始重視呼吸復健的醫院確實有增加的趨勢。

呼吸系統的復健方面，相關輔助指導都是由專業的呼吸治療師安排。雖然只要是取得專業資格的治療師都能為所有患者安排相應的復健程序，但在呼吸復健的領域上，很多醫院都會特別遴選出擁有呼吸系統復健知識的治療師。

目前以呼吸系統復健為主的治療師們，有許多人擅長中風及運動障礙的復健，而且這個領域的人才將來也有增加的趨勢。由於這方面的人才在呼吸系統復健上容易接觸到COPD患者，因此以替人數持續成長COPD患者進行呼吸系統復健的治療師將會越來越多。

在我工作的醫院裡，也有數名熱心研究的呼吸系統治療師。這裡所介紹的呼吸法和呼吸訓練就是他們所提供的復健程序中的一部分，而且每個動作都經過他們的認可，以確保能達到充分的效果。

此外，若要使用醫院的復建中心進行呼吸法和呼吸肌訓練，必須有醫師所開立的復健處方箋。如果有嚴重的喘不過氣、平時感到有濃痰，或想知道自己的肺年齡時，則建議前往設有胸腔外科的醫院檢查自己的呼吸系統功能。

若是進行稍微激烈的運動就會喘不過氣，或偶爾感到喉嚨中卡痰等輕微症狀，建議

實踐這裡所介紹的呼吸法和呼吸肌訓練。

其中的內容不需要專家直接指導，**除了難度低外，也沒有損害身體的動作。**不管是哪一種方法都簡單、不費時，很適合大家每天花一點時間進行。

此外，效果能在短期間內呈現，最快的情況是兩週，不過平均來說大約為三週左右，就能發現呼吸有顯著的改善。如果曾經以「呼吸訓練器」（Triflow-II）測過自己的一秒率，那麼你的訓練目標可以放在改善下次測量一秒率時的數據上。

調整站姿與坐姿就能改變呼吸

看了呼吸肌訓練後，也許有人對章節中包含「站姿」和「坐姿」的動作，或者「一會兒站立一會兒坐下等普通動作」感到疑惑。

事實上，使用正確的姿勢站立、坐下，遠比我們想像中的還要困難。人們日常生活中，身體的行動其實並不是常常能確實維持平衡。例如，慣用右手的人會常常以右手拿起重物、進行作業，長期下來就會習慣性地讓動作左右失衡。

除了躺著外，「站」和「坐」是所有動作的基礎。不管工作還是放鬆休息，只要使用不正確的姿勢，就會在活動過程中讓身體承受額外的負擔。此時肌肉動作不但會遭到阻礙，血液循環也會不順暢，**與呼吸相關的肌肉就會隨之受到不良影響**。所以在開始進行「呼吸肌訓練」前，首先要做的就是檢視自己的姿勢是否正確。

請先用放鬆的狀態站立。只要能讓下半身感到穩定，上半身可以放鬆力氣就是正確的姿勢。如果對自己的站姿沒有自信，可以先將背部靠著牆壁再練習站姿。此時，你要

將後腦杓、肩頰骨、臀部、腳後跟四個部位緊貼牆壁，最理想的狀態能維持這樣的姿勢三分鐘。

比起站姿，坐姿則更難維持正確的姿勢。例如，在電車裡坐著、用餐時、看電視，很少有人會刻意保持正確坐姿。還有，在職場裡長時間使用電腦時，很多人因為必須一直坐著盯著螢幕，無意識地上半身往前傾。

即使刻意讓自己保持端正的坐姿，也會因為**錯誤的姿勢讓呼吸肌的活動範圍受到阻礙。一旦如此，就無法期待自己能夠順暢呼吸了。**

所以在這邊，我們要使用P.28介紹過的方法，檢視自己在坐著時，是否會習慣讓身體往前傾或後傾。

如果發現自己習慣往前傾時，胸腔（肋骨和胸骨所包圍的部分）就會往內縮，肋骨

裡的肋間肌也會變得僵硬。這種狀態下，橫隔膜和腹肌就無法順暢活動。一般來說，正確姿勢下的背肌可以發揮出百分之百的呼吸運動，但是上半身前傾的姿勢卻會減弱二〇%。

所以，常常駝背的人坐在椅子上時，要更盡量地把臀部往內側坐，時時留意自己的背部是否挺直。另外，在椅背上放一個腰部靠墊、捲起的毛巾，也能確保正確的姿勢。

呼吸法的重點是「好好把氣吐乾淨」

即使要求人們一口氣呼吸，我們還是不可能每次都維持相同的呼吸量。一般來說，

人在身心處於放鬆狀態時，呼吸量自然會加大。但是在精神受到壓力或憤怒時，呼吸就會變得短淺且急促。

那麼，怎麼呼吸才算「正確」呢？例如，最近坊間對呼吸的方法頗為重視，所以也開始傳出各種相關資訊。當中最常聽到的就是「腹式呼吸」跟「胸式呼吸」等類別，而且大多會強調腹式呼吸的優點。也因此，**許多人都認為「胸式呼吸比較差」，但真的是這樣嗎？**

腹式呼吸的確能鍛鍊最主要的呼吸肌，而且也能幫助副交感神經放鬆。但**進行腹式呼吸的過程畢竟是要讓「內臟往下降」**。即使這種呼吸法對身體很好，但鍛鍊時老是只偏重這個部位，還是會讓腹部產生不適。

因此我建議大家在平時交替使用腹式呼吸和胸式呼吸。在練習呼吸法的同時，要常常在心中提醒自己交替進行各種「有助於身體呼吸法」。當你一天平均能進行兩萬次「有助於身體呼吸法」，**光是透過呼吸就能讓身體變得更健康，想必也沒有什麼運動能比這樣的訓練更完美了。**

在前面的章節中，本書介紹了「**橫笛呼吸法（請參閱P.30）**」跟「**橫隔膜呼吸法（請參閱P.32）**」。雖然橫隔膜呼吸法屬於腹式呼吸一種，但橫笛呼吸法建議不用刻意視為胸式呼吸，只要抱持著「重覆深呼吸」的角度持續呼吸即可。

我介紹呼吸法時，都會強調一髮個重點，那就是「要將肺裡所有空氣吐出來」。不管是橫笛呼吸法還是橫隔膜呼吸法，都必須徹底遵守這個觀念。

一直以來許多媒體介紹呼吸法時，都會先告訴大家要「深呼吸」。例如，廣播健康操也是要大家先從「大口深呼吸」開始，然後再吐出空氣。然而，這個步驟根本上其實並不完全正確，因為這樣會使肺臟裡殘留空氣，導致空氣無法交換乾淨。

在本書的第二章中也對「肺中殘氣」的問題做了介紹。雖然當中提及「COPD患者的肺中殘氣量會變得很多」，但**即使是健康的人呼吸時，多少也會有殘氣的問題**。例如五十歲以上的人，就算沒有患上任何呼吸系統疾病，肺中的殘氣量也會比年輕時的自己還多。

另外，當屋內的房門緊閉時，室內的空氣多半會變得混濁，肺中也會因此殘留混濁的空氣。所以善用第一章介紹的呼吸法，盡量把肺中殘氣排出就顯得特別重要。

橫笛呼吸法

擴張呼吸道，讓呼吸變得更順暢

會使用到口和鼻的「**橫笛呼吸法**（請參閱P.30）」，**是一種可以改善喘不過氣症狀的基本呼吸法**。用既緩和又深沉的節奏由嘴巴呼出空氣，再用鼻子自然吸氣——當你重複這個呼吸步驟時，呼吸道內的壓力會提高，讓狹窄的支氣管擴張，使空氣能夠因此順暢地在肺臟內流通。

開始實行這個呼吸法時，首先要把肺臟內的殘氣吐出來。至於能否順利吐乾淨，就需要多用一點力量跟技巧了。

「將肺臟內的氣體排空，把所有空氣全部吐出來」。

其實可以完美將這個步驟完成的人並不多，就算打算把肺臟中的空氣全吐出來，大多數人還是會有空氣殘留在肺裡。如此一來，在下一次吸氣時也就只能吸入少量新鮮空氣。**當接下來的步驟是「將空氣吐出來時」，要記得再試著盡量吐完第二次氣。**如此你才能緊接著將大量新鮮空氣吸進肺部中。

如果你看過日本藝人兼瑜伽大師的片岡鶴太郎示範呼吸法後，就可以試著想像自己正在模仿他。模仿片岡先生把所有的空氣吐出來時，整個腹部都縮得乾扁的樣子。

至於模仿的訣竅就是想像自己是片岡先生正在示範瑜伽，他會先放鬆整個肩膀，而且此時就像是從胃部排出空氣般，「要把空氣全都吐出來」。只要能這麼想像，即使是沒有練過瑜伽的人也能順利進行這種呼吸法。**剛開始時，可能會先發現自己比較難順利操作，但只要持之以恆，橫隔膜的力量就會逐漸變得有力，同時也能自然鍛鍊腹肌，達到一石二鳥的雙重功效。**

橫膈膜呼吸法

讓橫隔膜完全運作，並且提昇呼吸力

「橫膈膜呼吸法（請參閱P.32）」是在呼吸時以橫隔膜為中心，運動周圍的呼吸肌、呼吸輔助肌，進而強化自己的呼吸力。

橫膈膜呼吸法和橫笛呼吸法的差別雖然只在於「以口或以鼻吐氣」，但作用上其實有很大的不同。由於空氣在通過鼻子裡狹窄的呼吸道時，還要再經過鼻毛和纖毛的過濾，因此只用鼻子呼吸會比用嘴巴呼吸還稍微吃力一些。如果你在平時常常有喘不過氣的狀況，可以先把專精橫笛呼吸法作為初階目標，再來慢慢練習橫隔膜呼吸。練習橫隔膜呼吸時，盡量不要用嘴巴呼吸，要漸進式地增加只用鼻子呼吸。這個練習過程將可以改善喘不過氣、氣喘症狀。

當可以只用鼻子進行深呼吸時，就可以將難度再提昇一個階段。用鼻子吐出空氣後，再稍微暫停呼吸一段時間。此時身體會立刻停止供應氧氣，自動將處理二氧化碳作為最優先的工作。其實，這個階段的方法就跟長跑選手在高地進行訓練時的狀態一樣。由於在高海拔地區不利於吸收氧氣，因此必須靠各種方法適應（例如：靠身體的紅血球數量等等）。**而重複這個階段的訓練，可以強化肺臟功能，鍛鍊身體能承受低氧氣供給量。**雖然這種訓練所求得的效果已經屬於高地訓練的領域，但在提昇肺功能的效果上，也是一種很適合大家學習的呼吸法。

抱球姿勢

放鬆橫隔膜，改善氣喘症狀

由於現代人容易長時間坐在椅子上，過程中就會習慣讓兩邊肩頰骨往內縮，使整個

〔執行呼吸功能的器官〕

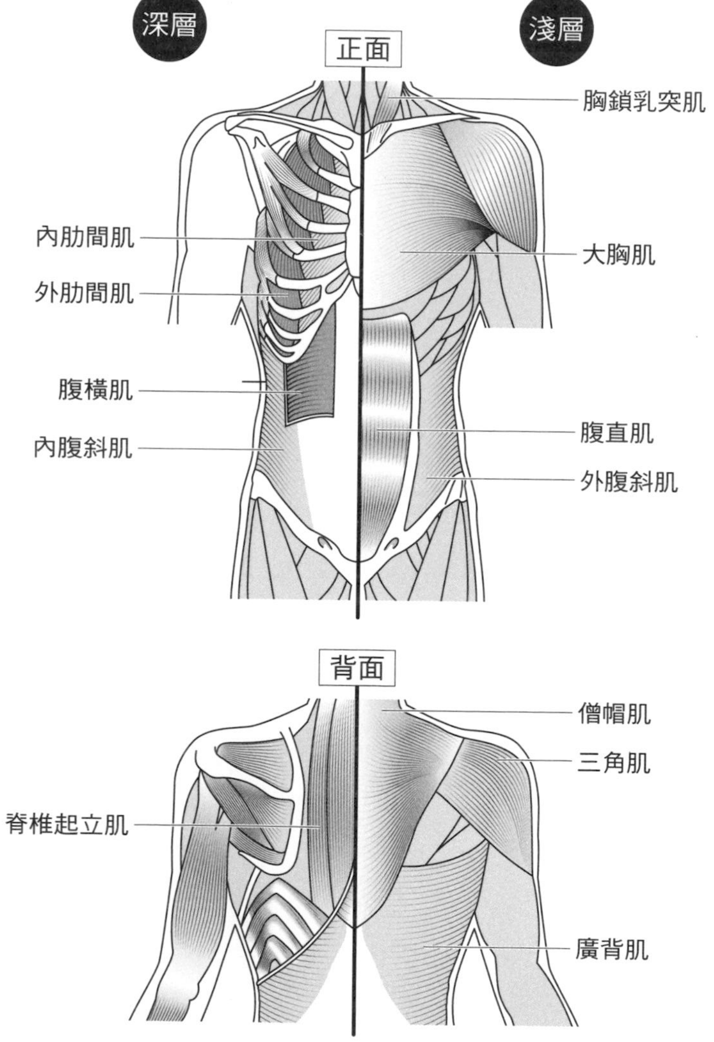
深層
淺層
正面
胸鎖乳突肌
內肋間肌
大胸肌
外肋間肌
腹橫肌
腹直肌
內腹斜肌
外腹斜肌
背面
僧帽肌
三角肌
脊椎起立肌
廣背肌

背部肌肉變得僵硬，於此同時也對呼吸功能帶來負面影響。在一般情形中，身體為了不妨礙胸腔活動，肩胛骨會在呼吸時往內側下方移動，但在整個背部僵硬緊縮的狀況下，胸腔反而無法在呼吸時完全活動。

位於肩頰骨附近的肌肉有脊椎起立肌、僧帽肌，而且肩頰骨往身體內縮也會讓這兩種呼吸輔助肌產生不良的影響。

若想要讓背部肌肉從這個不良狀況中復原，最能收到效果的訓練為「抱球姿勢（請參閱P.34）」。而這個訓練也是最基本的呼吸肌訓練。

轉動鎖骨訓練

靈活的肩頰骨讓你的呼吸更輕鬆

接著還有「轉動鎖骨訓練（請參閱P.36）」，這個訓練的目的就是讓胸腔能更輕易地伸展開來。由於**這個訓練能放鬆肩頰骨附近的肌肉，讓肩頰骨可活動的範圍變得更大，使胸腔更能往左右兩邊擴展。**

雖然看到「請轉動肩頰骨」時，大家通常會認為單純扭轉一下肩膀就算完成動作，不過我要建議大家先把雙手放在兩個鎖骨上，然後再扭轉肩膀，此時你會發現這個動作更能活動到肩頰骨深處的肌肉。如此一來，胸膛就能更加開闊。

肋間肌訓練

強化胸式呼吸

連結肋骨與肋骨的肋間肌，在負責擔任胸腔盔甲的工作同時，也和呼吸動作息息相關。肋間肌分為兩層，分別稱外肋間肌和內肋間肌。在呼吸時，這兩個結構也分別進行不同運作。

雖然前文中已經說明了身體正面的呼吸肌在吐氣時，會在背面的呼吸肌吸氣時互相配合動作，不過肋間肌在呼吸時的運作方式卻是例外。

外肋間肌會在肋骨擴張並且吸氣時進行運作，而內肋間肌則是在肋骨收縮並且吐氣時進行運作。

若橫隔膜是身體最重要的呼吸肌，那麼我們也可以認為肋間肌是第二重要的呼吸肌。而且相對於橫隔膜的運作屬於腹式呼吸，肋間肌的運作則是以胸式呼吸為主。

肋間肌會隨著年紀的增長變僵硬，肋骨之間的張合距離也會變得越來越狹窄。也因此，當老年人需要進行胸腔的手術時，難度也會更高。當然，大家都希望自己的人生中不需要動危險的手術，但為了以防萬一，還是建議用**「肋間肌訓練（請參閱P.38）」隨時保持肋間肌的柔軟。**

〔胸腔與橫隔膜的運行機制〕

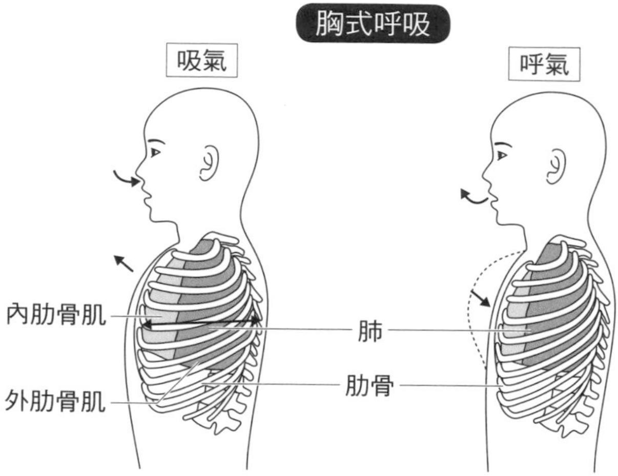

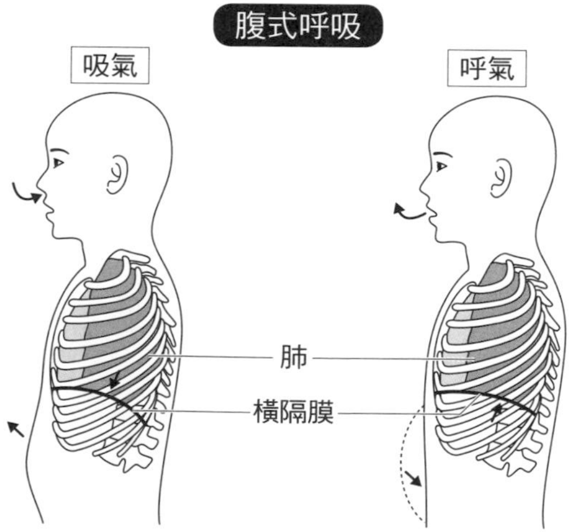

大胸肌訓練

提昇自己的「吸氣」力量

位於**胸部前側的大胸肌是由複數肌肉所構成**。雖然大胸肌主要的功能是讓身體可以提起重物，但因為也有和呼吸肌互相連接，所以當大胸肌的肌肉衰退時，呼吸功能也就會出現障礙。還有，大胸肌萎縮後，身體也會容易駝背，因此大胸肌是非常值得天天鍛鍊的肌肉。雖然大胸肌和掌心相比有較大的尺寸，不過「**大胸肌訓練（請參閱P.40）**」中只要根據手掌角度的變化，就能讓大胸肌的上下部位獲得伸展。

如果發現手臂難以做出一百三十五度的姿勢時，就表示大胸肌處於僵硬的狀態。此時建議不要勉強進行到這個階段，每天持之以恆地訓練，讓手臂漸漸進步到能彎至一百三十五度即可。**當大胸肌比較放鬆的時候，肺臟的空氣吸入量也會隨之增加，呼吸自然就會比較輕鬆**。

骨盆底肌訓練

放鬆骨盆底肌，讓呼吸更深沉穩健

骨盆底肌位於骨盆底部，作用為支撐膀胱、直腸等器官。若要以容易瞭解的方式指出大概的位置，那就是我們騎自行車時會接觸到座墊的肌肉部位。由於骨盆底肌也負責控制尿道、肛門的收縮，因此訓練骨盆底肌成為近年人們用於預防尿失禁的方法。

二〇〇五年時，國外也興起了骨盆底肌和呼吸功能有關的話題，只是目前日本對這個知識普遍還不是很瞭解。

那麼，骨盆底肌是如何和呼吸功能產生關聯呢？簡而言之，就是**骨盆底肌的活動會隨著橫隔膜一起運作，同時達到輔助呼吸的效果。**當我們吐氣並且讓橫隔膜上升時，骨盆底肌會以收縮的方式讓橫隔膜更加地往上升，進而達到輔助呼吸的效果。此外，位於下腹部的腹橫肌也會同時進行運動。

雖說骨盆底肌是身體裡和呼吸有關的肌肉中最下方的部位，但也跟其他肌肉一樣，會因為年紀的增長和運動量不足而漸漸衰退。若要測試骨盆底肌是否衰退，可以在坐著的時候，先將雙腳開至與肩同寬，並且試著讓雙腳往內側扭轉。如果發現雙腳肌肉僵硬而難以達成這個動作，就代表骨盆底肌很有可能處於僵硬的狀態。

骨盆底肌的訓練方式有很多種，不過還是建議先熟讀本書的「骨盆底肌訓練1（請參閱P.42）」。這種採取貓咪姿勢的肌肉訓練入門難度不高，而且能獲得明顯的訓練效果。

這種訓練的訣竅很簡單，只需要「在吐氣時收縮肛門」就好了。不過，光是記得這一點還是容易會操作錯誤，因為很多人習慣在吸氣時收縮肛門。或許，是因為大家通常會想著吸氣時才會挺起身子，所以才會有此錯誤認知。

〔與呼吸相關的肌肉（腹部）〕

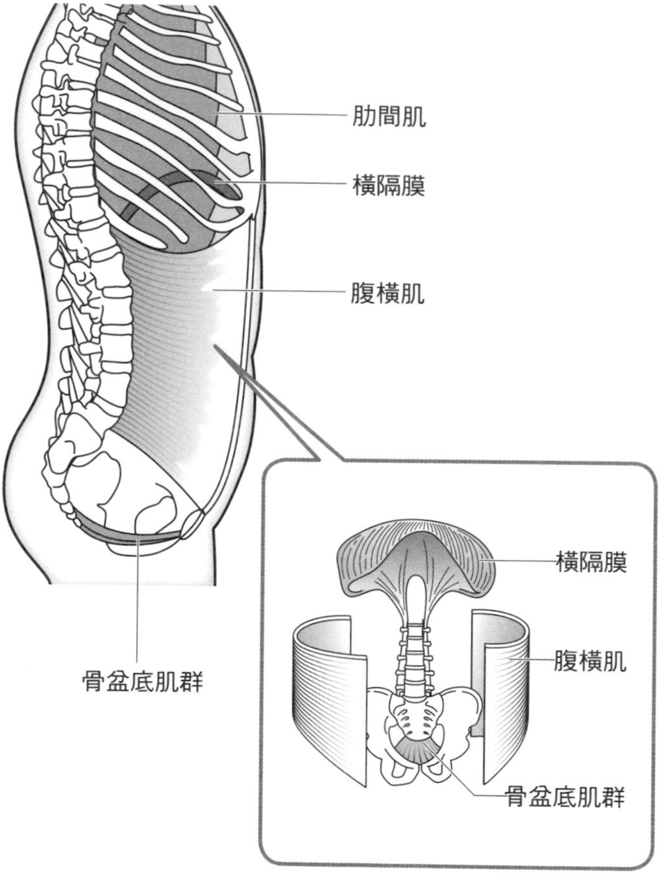
肋間肌
橫隔膜
腹橫肌
骨盆底肌群
橫隔膜
腹橫肌
骨盆底肌群

骨盆底肌訓練

以鬆弛骨盆底肌的方式，來輔助橫隔膜的運動

如果你已經習慣骨盆底肌訓練，接下來就開始試試看「骨盆底肌訓練1（請參閱P.42）」吧。一開始將膝蓋立起的動作，其實是為了幫助腹部肌肉放鬆。由於以躺臥的姿勢將腳伸直會讓腹部肌肉緊繃，所以當患者需要躺在診療台上時，醫師通常也會要求患者立起膝蓋。

骨盆底肌形似吊床，因此也稱為「吊床肌肉」，不過這個肌肉不是只有形狀像而已，就連運動的時候也跟吊床結構類似。而「骨盆底肌訓練」就是有效利用這個肌肉的運動。

骨盆底肌是很有趣的肌肉，因為它的運動方式分成三種階段。吐氣時進行收縮是第

一階段，吸氣時讓整個肌肉回歸原位是第二階段，此時再多吸一下氣還能將放鬆的肌肉再進一步地延展。以吊床來形容的話，第一階段就像是沒有人躺在上面的吊床，第三階段則像是有人躺在上面的吊床。

這個訓練需要完全熟悉肛門收縮、放鬆、再次放鬆的步驟，而且「每天持之以恆」就是收到效果的關鍵。透過這個運動，能幫助尿道、括約肌的收縮變得更有力。

其實，很多人都不曉得現代有許多男性也有漏尿問題。由於男性的尿道比女性還長，有時會殘留少許尿液在尿道內。這個問題有可能是因為膀胱的肌肉不夠有力。不過，只要好好進行骨盆底肌訓練，就能作為預防漏尿的對策。

呼吸輔助肌訓練

腹直肌的彈性，讓呼吸力道更強健

也許很多人對腹直肌這個名詞不太熟悉，但只要說「腹肌」相信每個人都能馬上明白。通常我們說「腹肌」時，指的就是位於肚子中央的腹直肌。這個肌肉最能讓大家聯想到的具體印象就是經過鍛鍊後，肚子就會分裂出六塊明顯的肌肉。而腹直肌也是屬於呼吸輔助肌的一種，所以使其保持彈性就能改善我們的呼吸。

然而，腹直肌會因為平時不常運動，以及沒有刻意去使用而開始變僵硬。腹直肌只要變僵硬後，反而會妨礙呼吸功能的運作，因此建議大家最好讓腹直肌保持柔軟。此，如果肚子上有許多脂肪，那麼這些脂肪也一樣會妨礙呼吸。**所以對身材沒有信心的人，建議用「呼吸輔助肌訓練（請參閱P.46）」幫腹直肌保持柔軟，進而恢復到可以輔助呼吸的狀態。**

此外，這個訓練其實還有「海狗姿勢」的名稱。雖然**有些醫師會建議有腰痛的病患**

善用這種讓背部往反方向彎曲的訓練緩和腰痛，不過就我個人的看法，會建議背部有病痛的人儘量以不勉強身體疼痛的程度進行這個訓練。至於**背部彎曲的程度以腹部感到「往前延伸」時即可停止**。

我本身就是脊椎管狹窄症的患者，但在進行呼吸輔助肌訓練時，身體不會感到特別疼痛，而且還能感到呼吸功能有明顯改善。

第四章

避免與防止「痛苦」的呼吸法

鼻呼吸有效防止汙染物與感染源侵入體內

前面我們提到腹式呼吸和胸式呼吸，接著我們則要說明鼻呼吸和口呼吸。

其實，我們平時會在無意之中只靠嘴巴呼吸，而且相信很多人也許都不知道這還是一種很特殊的呼吸法吧？

理論上，身體用於呼吸的器官就只有鼻子而已。但哺乳動物中，就只有人類可以用鼻子和嘴巴呼吸。人類以外的哺乳動物全都是用鼻子呼吸，這是因為其他哺乳動物的身體構造中，口和鼻子並不相通。

人類的口鼻原本是分開運作，嘴巴就是演化成專門吃東西的器官。但是自從人類開始使用雙腳步行、用語言說話後，鼻子和嘴巴的深處就開始相通，成為了可以靠嘴巴呼吸的構造。

說話時用嘴巴呼吸確實很輕鬆，只是原先用途就不是用來呼吸的嘴巴，用來呼吸還是有幾種缺點。

我們的呼吸器官由於原本就是專門用於呼吸，因此帶有能過濾空氣裡有害物質的機制。例如，生長在鼻孔中的鼻毛就是防禦機制之一，能第一時間擋住混雜在空氣中的細微粉塵。

還有鼻子中的黏膜細胞附有非常細微的纖毛，可以一邊微弱地振動，一邊擋住花粉、細菌、病毒等有害物質，此時鼻黏膜還會分泌出鼻水，然後再將有害物質排出。

感冒時鼻水會一直流個不停，原因就是鼻子拚命想把不斷在鼻中增殖的感冒病毒排出。總之，**鼻子其實就是身體的空氣清淨機**。

至於口腔幾乎沒有可以去除有害物質的機制。雖然唾液有殺菌作用，但只要頻繁用嘴巴呼吸，唾液也會跟著變少。

如果這時空氣中帶有灰塵、花粉、廢氣、細菌、病毒、黴菌等，那麼口腔幾乎等於在沒有防衛能力的狀態下，接受這些汙染物質。因此**用嘴巴呼吸的同時，也提高了感染過敏性疾病、感染症的機會**。

另外，以嘴巴呼吸的壞處還會讓唾液變少，口腔過度乾燥的情況下，就更容易引發口臭、蛀牙、牙周病等症狀。

此外，只靠嘴巴呼吸時，幾乎不會運用到原本與呼吸相關的肌肉，因此那些肌肉也會開始衰退。

從以上的缺點來看，我們可以發現只用嘴巴呼吸幾乎沒有什麼好處。所以，還是建**議大家要有意識地利用橫隔膜呼吸法（請參閱P.32），盡量在日常生活中用鼻子呼吸。**

鍛鍊舌頭肌肉以減少嘴巴呼吸的次數

前面我們談到用嘴巴呼吸的話題，那就順便再聊聊舌頭在呼吸上的功用吧。舌頭本身就是由肌肉所組成，而且跟呼吸功能有密切的關係。當我們上了年紀，舌頭肌肉的力量就會變弱，因此也就會常常無意識地張開嘴巴呼吸。

不過，既然舌頭本身就是肌肉，那當然也就有辦法鍛鍊。首先要做的就是瞭解自己的舌頭目前擁有多少肌力。方法很簡單，**只需要根據這裡重點，檢視舌頭在特定狀態下會放在哪個位置。**

1. 舌頭卡在下排牙齒內側
2. 口腔裡某些部位會碰到舌頭
3. 舌頭卡在上排牙齒內側
4. 舌頭卡在上顎

如果是第一種或第二種的狀態，很遺憾你的舌頭屬於「低舌位」，因為肌力不足，**舌頭處於不利運動的位置，用嘴巴呼吸的機率會很高。**

最理想的是第四種，其次就是第三種，這兩個狀態的舌頭可以充分運動。還有，舌尖能時常接觸上顎是最好的狀態。如果你是屬於低舌位的人，建議平時注意舌頭的位置，讓舌頭可以維持接觸上顎的狀態。每天持之以恆，讓舌頭恢復肌力後，以後就不會習慣用嘴巴呼吸。

認識自己的呼吸機能

如果你已經患有COPD，而且擔心COPD的病情持續惡化，建議平時多注意自己的脈搏數，個人情況允許的話，最好是每天進行測量。

就像是代謝症候群或高血壓的患者必須每天測量體重、血壓一樣，COPD的患者平時必須透過自我管理來注意病情的發展。

COPD患者的自我檢測不需要任何醫療儀器。只要有可以測到秒數單位的電子碼錶，就能簡單檢測COPD的嚴重度。請用慣用手按住另一隻手的腕部，再開始測量脈搏數。若能看到手腕內側有搏動的血管，請用慣用手的大拇指和食指輕輕壓住，測量一方鐘內的脈搏數。

雖然一般會如此檢測，但事實上不需要用到一分鐘。**你只需要測量十五秒內的脈搏數，再將脈搏數乘上四倍，得到的數值就是自己身體在一分鐘內的脈搏數**。一般成年男子的標準數值為六十至一百次，小於六十次以上的脈搏數為「徐脈（心跳過緩）」，大於一百次則是「頻脈（心跳過速）」。

年齡六十五歲以上的人平均數值為六十至八十次。還有，當呼吸功能衰退的時候，脈搏數會變快。當發現自己的脈搏數超過九十次時，就要產生「自己必須每天進行呼吸肌肉訓練」的自覺。只要可以每天進行呼吸訓練，就能讓僵硬不靈活的呼吸肌漸漸改善。

由於脈搏會因為運動、入浴，甚至心情緊張而變快，所以請記得在身心放鬆時測量，才能測得平時的脈搏數。如此一來，就可以在發現脈搏數不對勁時，瞭解自己的身體出現異狀。

當養成進行呼吸訓練的習慣後，就能逐漸將脈搏數控制在正常數值，日後也能當作持續進行呼吸訓練的動機。

透過鼻腔練習強化呼吸力

許多專家表示唱歌及進行發聲練習有助於呼吸功能的改善。不過，這件事做起來其實比想像中還要困難。畢竟在家裡大聲唱歌也會怕騷擾到別人，也沒有勇氣自己一個人到KTV唱歌。就算想找朋友一起去KTV唱歌也很麻煩。

因此，這裡建議的替代方案就是「鼻腔訓練」。雖然鼻腔訓練其實就是用鼻子哼歌，不過既然被稱為「鼻腔訓練」，就表示**這是一種完全不用嘴巴呼吸，只靠鼻子一邊呼吸一邊哼歌的方法**。

雖然哼歌的時機主要是在入浴、散步的時候，不過還是建議要打從心底認為自己是在進行鼻腔訓練，並且盡情哼歌。比起引吭高歌，用鼻子哼歌會更小聲，所以通常不會造成周遭人們的困擾。忘記歌詞時，用哼歌的方式唱出曲子也是一種優點。

其實，我最近去高爾夫球場打球時會感到有些喘不過氣，所以決定在家裡實行哼歌的鼻腔練習。由於只用鼻子哼歌會讓呼吸肌大量活動，所以一開始時我稍微降低難度，先哼簡短的日本童謠〈海〉、〈鬱金香〉。

等習慣運動量後再提昇難度，再開始哼普通長度的歌曲。這種逐漸進步的方式，我想或許能讓大家獲得成就感吧？

在哼童謠〈海〉的訣竅上，**建議事先決定要在哪個時間點換氣，一開始你可以選擇五秒後換氣，下一個難度則是提昇到十秒後換氣，盡可能拉長用鼻子哼歌的時間。**雖然在五秒後換氣會有些痛苦，不過你之後會發現這個過程就像是在用深呼吸進行呼吸肌訓練。

至於要哼的歌，建議可以試試看〈櫻花〉、〈荒城之月〉、〈一閃一閃亮晶晶〉。就個人的感想來說，〈櫻花〉難度較高，比想像中更讓人喘不過氣。而〈荒城之月〉的難度屬於中到上級。〈一閃一閃亮晶晶〉可以一個一個哼出音節，較適合初學者。

如果不好意思哼歌，或覺得哼歌時呼吸有點困難，何不試試用「鼻息」長長地嘆氣？用鼻息嘆氣時，不只有單純地將氣吐出，而是要同時發出「嗯」或「姆」，並且將氣一次吐出。這麼做能讓你獲得類似發聲練習的效果，進而對呼吸產生良好的影響。所以不要在心情不好的時候嘆氣，要在心情好的時候用以上所建議的方法，大大地嘆一口氣，這樣就能獲得意外爽快的感受。

避免讓手機導致呼吸惡化

你對「頸部僵硬」這類症狀的話題熟不熟悉？特別是整天盯著智慧型手機螢幕，脖子往前傾以及駝背的姿勢，導致肩頸僵硬的症狀。

一般來說，位於脖子部位的頸椎要呈S型，但因為長時間觀看手機螢幕，使得原本呈S型的頸椎和身體不斷斜著往前拉直。而且有不少案例也因為長時間使用手機的關係，讓頸部僵硬的問題變得更嚴重。

不管是長時間使用手機、姿勢不良、肩膀僵硬，都有可能演變成頭痛或頸椎方面的疾病，甚至也有可能造成呼吸困難的症狀。**這是因為養成身體往前傾的習慣，會變得無法進行深呼吸，長期下來也就會對呼吸器官造成負面影響。**

除了使用手機外，採取不良姿勢讀書，也會造成身體往前傾，建議大家多利用P.28所介紹的方法矯正坐姿，盡量在日常生活中避免可能會造成頸部僵硬的姿勢。

經常活動比坐著不動更有益肺部健康

各位年紀大的讀者們，是不是有很多人告訴你們為了健康著想，**「保持平穩安靜的生活會更好」呢？其實，這個想法已經過時了。**

對於許多疾病，現代醫療比較推廣「面對疼痛時，更要盡量動起來」的觀念。雖然以往對動過手術的患者會指示「盡量在床上靜養」，但手術後就馬上開始安排復健，

「讓身體保持活動，才能盡快恢復身體狀況」的觀念才是現在的醫療常識。

當然，呼吸系統疾病的患者也不例外。前文中我們知道運動量不足也是患上COPD的原因之一，所以呼吸系統疾病的患者想要擺脫這個不良生活習慣，善用運動效果讓自己的呼吸功能恢復正常。為了幫助COPD患者養成良好的運動習慣，接著這裡將要介紹幾種值得推薦的運動以及必須避免的運動。

恢復呼吸機能的推薦運動

水中步行

雖然只是在游泳池中走路，不過水的阻力會讓你在走路的時候只能慢慢行動。此時會鍛鍊到胸部及腹部位置的呼吸肌、呼吸輔助肌。由於水中步行可以減輕膝蓋和腰痛的負擔，所以用正常的步調也不用傷害怕膝蓋等部位。

進行水中步行時，請使用橫笛呼吸法（請參閱P.30）緩緩地呼吸，並且不時暫停下來休息，大約用二十至三十分鐘的時間進行這項運動。如果不會感到氣喘如牛，建議稍微逐漸增加負荷，例如，加大步伐，盡量抬高膝蓋往前走等，還能讓訓練更有效果。

如果無法前往專門供人水中步行的泳池，也可以在一般泳池中頻繁地從水中步行切換成游泳。當換氣時，**首先要將臉沉入水中並緩緩地吐氣，接著在臉浮出水面時要一口氣把空氣吸入肺中，這樣就可以持續進行呼吸方面的訓練。**

前往公營的游泳池、健身中心時，建議可以觀察其他正在游泳的人，透過效法擅長游泳的人，也能讓自己越來越擅長換氣。不過，當發現自己很難好好地游泳、呼吸不過來，或突然感到很痛苦時，千萬不要勉強自己繼續游泳。

有氧健走

進行有氧健走時，請記得使用橫隔膜呼吸法（請參閱P.32），若是覺得喘不過氣時，也可以在途中改用橫笛呼吸法（請參閱P.30）。這種運動的目標不是要以能走更多距離為主，而是要漸進式地訓練自己能夠延長每次呼吸的時間。

如果是三到四公里的健走距離，請在一半的距離內安排比平時還要久的橫膈膜呼吸法。例如，設定為每次呼吸要走四步路的距離等要求自己進行稍微嚴格的訓練。

有氧健走的效果大概會在一個月後顯現出來。此外，設定訓練目標時，建議設定在力所能及的程度。例如，練到可以用快步走路三十公尺都不會喘嗚，或練到原本會喘不過氣的上坡路都能如履平地的程度。如此一來，你的訓練就可以避免掉半途而廢的可能性。

散步訓練

如果是足腰不方便行動的人，建議可以在散步時進行循環訓練（Circuit Training）。

所謂的循環訓練就是連續進行數種效果、負荷量不同的訓練。這種訓練方式的優點就是能在短時間內進行有效率的運動。而且就算不用去健身中心，也可以獨力完成訓練，是一種很簡單的訓練方式。

例如，**在固定散步路線上有一排電線桿，要在第一到第二根電線桿之間悠哉地散步，接著到了第二到第三根之間提昇原本一．五倍的散步速度**。之後再接著下去的兩根電線桿之間恢復原本的速度，然後再接著的兩根電線桿距離再度提昇為一．五倍的速度。只需要像這樣，不斷循環相同的訓練菜單就足夠了。

雖然也能到健身俱樂部，請人為你設計訓練菜單，不過最瞭解自身運動能力、健康狀況的人還是自己。**除了散步以外，也可以思考有什麼運動可以配合橫笛呼吸法（請參閱P.30）和橫隔膜呼吸法（請參閱P.32），並且做出以改善呼吸功能為目標的訓練菜單。**

高爾夫

這裡所建議的運動，到目前全都是不需要使用身體的瞬發力。就連我所喜愛的高爾夫也是典型的例子。

打完一場高爾夫會行走七到八公里，而這件事對某些人來說或許就像是「不可能的任務」。不過，幾乎所有高爾夫球場都有高爾夫球車可以代步，所以實際上的行走距離通常不到原本的三分之一。

基本上，高爾夫雖然是以打數來作為分出勝負的關鍵，但因為可以根據參賽者的實力設定讓分規則，所以不管是誰都能用愉快的心情進行。從揮桿、步行、撿球等活動要素來看，高爾夫其實是能提昇肌力的好運動。

此外，想要在高爾夫球場上揮出好成績，也需要擁有能平穩呼吸的能力。從這個層面上來看，可以說呼吸訓練很適合在高爾夫球場時進行。

雖然以「改善呼吸功能」作為目的的運動會比較辛苦，但高爾夫這項運動可以在競爭的同時和球友輕鬆聊天，因此是能體驗良好運動品質的活動。

當你將運動作為生活習慣後，就能馬上發現自己的呼吸、腳部、腰部、背部等，顯示出「狀況不佳」的訊息。事實上，在我們的生活周遭就能證實這種說法，所以在第六章中這裡會以「體驗者心得」的形式做詳細的介紹。

無益恢復呼吸機能的運動

對呼吸機制沒有幫助的運動為網球、籃球、足球等，各種需要爆發力的體育活動。這些運動有讓心跳數急遽上升的風險。即使是呼吸機能沒有問題的人，但在激烈運動中突然加快跑步速度，一定會使心跳數猛然上升。而在這種狀態下，無論呼吸機能是否有問題，血液裡的氧氣量通常也會跟著減少。

不過，**最大的問題在於運動過後的恢復力**。例如，一個年紀為四十到五十歲，而且呼吸機能沒有問題的人，在突然上升心跳數後，能在十秒到二十秒內恢復正常心跳。但換成是**呼吸機能衰弱的人，心跳數就會花更多時間恢復正常，所以千萬要小心這個狀態的發生**。

避免呼吸困難的日常生活智慧

除了運用呼吸法、呼吸肌訓練外，也能多注意日常生活中的小習慣，進而改善喘不過氣的症狀。例如，以下所舉出的幾個項目，都是這裡希望讀者們能多加留意的生活習慣。

單手洗頭髮

「洗頭髮時會感到呼吸困難」。

許多COPD的患者在前往醫院看診時，常常會這麼說明自己的困擾。**確實在洗髮時，有些人保持低著頭的姿勢，並且將雙手放在頭部，會使呼吸功能衰弱者感到特別難受。**

因此建議有這種困擾的人，可以在洗頭時將蓮蓬頭掛在牆壁上，然後分別以右手洗右邊的頭髮，左手洗左邊的頭髮。雖然這樣比較費事，但浴室屬於密閉空間，所以為了避免昏倒，最好能在洗澡時多加小心。

避免彎腰穿鞋、穿襪子

一般來說，穿內褲、襪子、鞋子時，會像洗頭髮一樣將頭低下。但是**這種姿勢會讓胸部和腹部壓迫呼吸肌，不但使呼吸肌的活動受到限制，而且還讓人感到呼吸困難。**

建議在日常生活中，盡量避免上半身向前傾的姿勢。要穿脫內褲、襪子、鞋子時，最好請坐在椅子上進行，如此才能維持輕鬆的呼吸。

用一次的呼吸量過馬路

外出時，如果你沒有出現喘不過氣、咳嗽的症狀，就是進行呼吸訓練的好時機。例如我有一種自己能持續三年的訓練方式，想在這裡推薦給COPD的患者。這個方式很簡單，**就是在過馬路的同時進行橫隔膜呼吸法**（請參閱P.32）。

雖說如此，在正式開始前還是要先熟練橫笛呼吸法（請參閱P.30），畢竟在還不習慣橫隔膜呼吸法的情形下過馬路，要是途中覺得頭暈就會有一點危險了。

當可以習慣進行橫隔膜呼吸法時，請在外出時徹底使用橫隔膜呼吸法。特別是在人群聚集的鬧區，由於容易傳遞各種細菌，要預防感染最好養成不用嘴巴呼吸的習慣。

坐電車、電梯或在商店結帳的空檔，進行橫隔膜呼吸法

雖然呼吸肌訓練多少要考量一下適合進行的場所，不過能隨時隨地進行的呼吸法就沒有這個問題了。例如：外出乘坐電車、電梯、商店結帳時的空檔，就是可以作為進行

呼吸法的時間。

在這段時間裡，你要做的就是橫笛呼吸法和橫隔膜呼吸法。特別是個性比較急躁的人，可以藉著在空檔時進行呼吸法來消除焦躁感。其實，我個人的性格有些急躁，很不習慣在空檔時間裡不做任何事，**這時我都會趁機進行呼吸訓練，使自己不會在長時間等待中感到煩躁。**

避免忽略呼吸惡化跡象才是重要的事

當身體開始出現經常咳嗽、喘不過氣、常感到有痰液時，就表示COPD已經進入迅速惡化的程度了。而在COPD的症狀突然惡化時，身體就會表現出若干徵兆。

在這裡，這裡要舉一位男性作為例子，當時他正在遛狗，而在他坐在公園長椅上後，接連發現自己的身體表現出COPD病情惡化的徵兆。那一天，他的狗很興奮地到處跑，所以他本人就以小跑步的方式跟在後面散步。

就在這個時候，他突然發覺自己的呼吸出現異狀。不管如何努力呼吸，都會覺得吸進的空氣只能運送到喉部為止。**這個症狀就是作為呼吸輔助肌的胸鎖乳突肌沒有發揮效果，進而導致呼吸困難的狀態**。

由於他當下害怕自己可能會倒在路邊，所以他立刻想辦法讓狗安分下來，然後再慢慢地走到離自己五公尺遠的公園長椅。到達公園長椅後，就全身癱軟似地坐著休息。

後來，那位男性前往醫院的胸腔外科就診，診斷為COPD後也接受了支氣管擴張劑的治療。所以當你發現自己的身體出現異狀時，就要像那位男性一樣積極尋求治療對策，不讓病情持續惡化。而想要作到如此地步，首先要做到的就是確實把握住自身呼吸系統的健康。

突感呼吸困難時，「吐氣」比「吸氣」更重要

呼吸困難、心悸、連續咳嗽，就是呼吸系統疾病即將發作的徵兆。當長期有喘不過氣、咳嗽、喉中有痰的症狀，就無法推測急性增惡（症狀急遽惡化）會從什麼時候發生。所以為了避免讓病情發展到如此情況，這裡希望大家能將以下幾種應對之道記下來。

「採取輕鬆的姿勢吐氣」。

這是在症狀發作時的基本動作。看到這裡，也許有些人會心想：「咦？怎麼不是吸氣呢」。而且實際案例下，也的確有許多呼吸系統疾病會在發作的第一時間進行吸氣的動作。

其實這麼做只會得到反效果。**因為會讓人感到痛苦的原因不是「無法吸氣」，而是「氣吐不出來」。所以，當呼吸困難時，要先做動作就是「吐氣」。**

為了能幫大家應付這個難關，接著這裡要說明如何將「呼吸困難時就要吐氣」的觀念牢記下來。訣竅就是用嘆氣般地「哈」、「呼」來吐氣。記得要在吐氣的同時發出聲音，這樣就能順利吐氣了。當你感覺呼吸很難受時，請不要太在意自己的形象，你只需要照著上面的訣竅用力吐氣就行了。

在肺中的氣全部吐出來後，接著的吸氣動作就能盡可能進行了。不過在吸完氣後，接下來的吐氣動作也要記得用「哈」、「呼」的吐氣訣竅。在進行數次的深呼吸後，腦中的血清素和腦內啡會開始分泌。透過這兩種物質的鎮靜效果，可以讓呼吸逐漸平緩並恢復正常。

如果大家可以將這個方法記下來，也務必將這個方法推廣給身邊的人們知道。因為日本有太多人有「呼吸困難就要先深呼吸」這個錯誤觀念了。所以當看到有人呼吸困難或像是氣喘般地咳嗽，**請正確地提出建議「請放輕鬆地把氣從肺臟中吐出來」**。

不過呼吸困難的應對方法，也要視場所的不同而有所變化，所以接著要以這個問題為重點來提出建議。**假使是在室外出現呼吸困難的症狀時，首先要抓住某物或某個人，然後稍微讓上半身往內側蜷曲**。不管是牆壁、樓梯扶手、樹木都可以作為讓你抓住的物品，因為這麼做的用意就是要第一時間防止自己倒下，使身體保持能確實吐氣的姿勢。

如果是在家中，則是建議採取抱住沙發座墊、枕頭的姿勢。身體緊貼著座墊後稍微蜷曲，如此就不會因為多餘的呼吸動作而感到痛苦。要是已經進入喘不過氣、連續咳嗽的症狀時，請準備好複數座墊、枕頭再配合使用，然後試著採取最輕鬆的姿勢。

側躺時，建議使用「席姆斯氏臥位（Sims' position）」會感到比較輕鬆。這是一種在側躺時，抱住枕頭的姿勢，可以讓腹肌保持柔軟，因此有助於改善呼吸。

由於睡姿是否舒適要視個人的感受而定，所以建議大家在每天睡眠時尋找能讓呼吸感到舒適的姿勢、枕頭的硬度或高度等。

席姆斯氏臥位
（Sims' position）

這是確保呼吸道暢通的休息姿勢。側躺的方向無論左右側都可以，感到呼吸困難時，可以先採取這種姿勢靜養。建議自行找出能夠讓自己感到舒適的姿勢，例如，將位於身體下方的手臂置於臉頰，讓手臂如同靠枕般支撐頭頸等等。

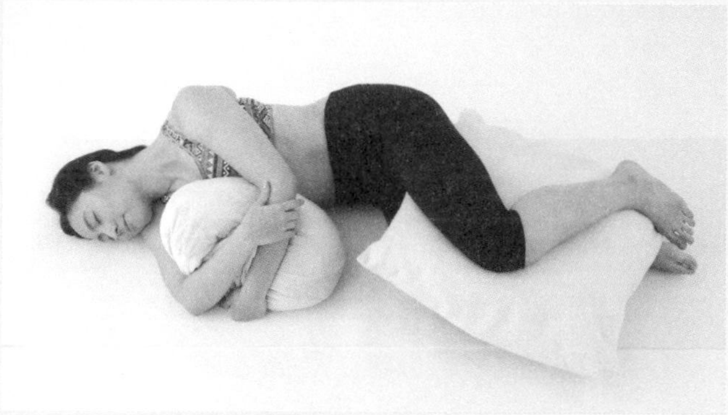

1. 先採取側躺的姿勢。
2. 將位於身體下方的大腿伸出。
3. 將位於身體上方的大腿彎曲，然後再把大腿放在枕頭或座墊上。

第五章

肺部年輕化，也能讓身體恢復健康

好好呼吸就能讓體力增加一〇%

在前面的章節中，我們知道了兩種呼吸法、建議的站姿和坐姿，以及七種呼吸肌訓練。雖然這裡所介紹的僅有這幾種方法，但只要可以每天確實操作這些方法，身體一定能逐漸提昇呼吸的品質。

當你進行了一個月的呼吸法、呼吸肌訓練後，肯定也能漸漸發現自己的呼吸越來越平穩。深呼吸時能給予肌肉的氧氣量不但增加，原本行動遲鈍的肌肉也開始恢復正常。

其實，我們看過許多患者自從實踐這裡建議的運動後，調節呼吸的能力也出現明顯的改善。就印象而言，**每個人的體力平均提昇了一〇%**。

原本紅燈時跑步過馬路都會喘的人，也都回來跟我們說：「現在我跑三十公尺也不會喘了。」跑步跑三十公尺，這是所有容易氣喘的病患都想要達成的目標。

即使不跑步，單純用快步走路的方式走三十公尺的距離，也不會來不及過完斑馬線或來不及趕上電車。對原本就容易氣喘的病患而言，**這個變化簡直就像是返老還童一樣值得開心。**

當我們身體某處的肌肉衰退時，周圍其他肌肉在功能上就會發揮替代的作用，所以很難即時察覺自己的體力已經衰退。不過，當重新鍛鍊時，原本的肌肉就會恢復功能，這時也會清楚地發現訓練效果已經反應在身體上。總之，我們非常希望每個人都能體會到這種成就感。

透過代謝力能讓體內循環變得更好

呼吸肌訓練不只可以增強體力，而且也可以提昇身體的基礎代謝力。所謂的基礎代謝，就是用於維持生命的最低消費能量。當身體的肌肉量增加，基礎代謝率就會提昇。

那麼，想讓基礎代謝獲得提昇，又該做什麼才好呢？一般來說，如果是身材偏瘦，但腹部卻有贅肉的人，只要能把腹部的贅肉清除掉，比較有機會讓身體的肌肉變結實。

其實，我自己在開始進行橫隔膜呼吸時，大約只用了兩個禮拜的時間就減少了腹部贅肉。體重減了三公斤，而且不只有腹部變苗條，其他部位的贅肉也變少了。雖然一開始我覺得只靠鼻子呼吸的生活有點讓人喘不過氣，但老實說我沒想到後續效果會出奇地好。

某些呼吸系統疾病的患者雖然體格偏瘦，但因為腹部的肌肉缺乏鍛鍊，所以肚子看起來較為臃腫。由於很多人很在乎自己有這種體型，因此我們很推薦大家利用呼吸肌訓練消除腹部上的贅肉。

除此之外，**基礎代謝率提昇後還可以讓體溫及免疫力上升，因此可降低感染疾病的機會**。身體變得容易燃燒脂肪，食欲也會變好。由於身體機能是由各種部位的功能交互發揮作用才得以運轉，所以當其中一部分的功能改善後，身體內就會產生出正面的連鎖效應。

鍛鍊腹橫肌

在呼吸肌、呼吸輔助肌當中，存在著腹橫肌這類位於身體深處的肌肉。這種肌肉我們也稱為深層肌肉。在平時，我們幾乎不會鍛鍊到深層肌肉。不過，當我們保持進行呼吸肌訓練的習慣，**就會自然收縮身體深處的肌肉，進而達到鍛鍊深層肌肉的效果。**

正如前面所提到，年紀越大肌肉也就越僵硬，所以靈活度也會越來越差。不過，透過每天進行肌肉訓練，可以逐漸讓肌肉恢復柔軟有彈性的狀態。此外，鍛鍊軀幹部位的肌肉，也有助於矯正駝背等姿勢歪斜，甚至讓外表呈現恢復年輕時的外觀。**除了對外觀有正面影響外，還可以鍛鍊出有平衡感的身體，不只不容易跌倒，或是培養成即使跌倒也難以受傷的體魄。**

呼吸中止症也能立即治癒

從氣喘症狀中恢復為正常呼吸，會因為是否患有呼吸系統疾病而產生時間上的差異。**但氣喘的恢復時間能靠呼吸法、呼吸肌訓練，達到一定程度的縮短。**

通常很少人能在突如其來的氣喘症狀或COPD發作下，冷靜觀察自己的呼吸需要花幾分鐘的時間恢復正常。不過，如果已經從橫隔膜呼吸法和呼吸肌訓練中感受到效果，或許就有辦法在氣喘狀態下測量恢復時間。

想要精準測量恢復時間的話，可以用一邊走路一邊使用血氧飽和儀（Pulse

Oximeter）的方式進行測量。所謂的血氧飽和儀，就是能從手指指尖測出血液內氧氣飽和度的儀器。雖然血氧飽和儀的價格大約為七千日圓左右，不過由於能測量出從氣喘狀態中恢復正常的時間，因此這個價位並不算太貴。

但一般來說，COPD患者的血氧飽和度不算太低。例如身體健康的人約為九八%，COPD患者則為九五%左右，所以就跟糖尿病患者測量自己的血糖值一樣，我們用不著每天使用血氧飽和儀。

之所以建議使用血氧飽和儀，就是因為要測出從氣喘發作到恢復的時間，而這也正是我們最重要的目的。因為要是氧氣飽和度能在二十秒以內恢復至九五%，就可以確定自己長期進行的呼吸法、呼吸肌訓練收到成效了。

改善聲音沙啞、經常噎到的問題

患有呼吸系統疾病的患者們，常常抱怨的困擾之一就是「說話聲音越來越沙啞」。**不管男女老少、身體健康與否，人們都無法避免因為年齡增長所造成的聲音沙啞、變聲、說話不流利的問題。**

但由於目前醫學界尚未發現的原因，大部分男性很難發現自己的聲音已經變得沙啞、聲音發生變化、說話不流利等等。

沙啞、聲音發生變化、說話不流利，這些問題都和呼吸功能有關。因為無法進行深**呼吸的人會逐漸養成用嘴巴呼吸的習慣。一旦用嘴巴呼吸的次數變多，就容易連帶罹患口乾症、口臭、口內炎等疾病。**

不過，這些問題可以靠養成使用橫隔膜呼吸法的習慣獲得改善。而且也可以配合口輪肌的運動對臉部肌肉進行訓練，藉此將說話不流利的問題解決掉。

另外，還可以改善咀嚼、吞嚥的問題，因此非常建議大家試試橫隔膜呼吸法和增加嘴巴周圍的肌肉力量。

緩解便祕與頻尿的困擾

在一般人的印象裡，女性容易有便祕和頻尿的困擾。但其實這是錯誤的觀念。因為許多年過中年的男性也有一樣的困擾。雖然這個困擾讓許多男性難以啟齒，但就我在診間中，就聽過不少男女病患表示自己在年紀增長後，開始出現腸道機能下降、骨盆底肌衰退的症狀。

當一個人的腸道機能下降時，吃進肚子中的食物就會長時間停留在腸道當中。此時食物在小腸到大腸的途中，身體會因為吸收大量水分而形成較硬的糞便。

當呼吸功能下降時，也會伴隨著便祕症狀。至於腸道機能下降的問題，則是和橫隔膜的活動力變差有關。**讓橫隔膜恢復到年輕的狀態後，只要橫隔膜移動十公分以上就能刺激腸道，讓食物停留在腸道內的時間縮短，進而化解便祕的問題。**

除了橫隔膜外，位於下腹部的呼吸輔助肌，例如：腹橫肌、腹直肌、骨盆底肌，在經過鍛鍊後也能解決頻尿的問題。我們推廣給大家的呼吸法、呼吸訓練除了可以改善呼吸功能外，還可以**讓身體中各種機能重新復甦，足以達到讓你整體變得更年輕的程度。**

促進幸福荷爾蒙分泌，提升幸福感

在前文中，我們曾介紹過持續以橫笛呼吸法（請參閱P.30）、橫隔膜呼吸法（請參閱P.32）進行深呼吸後，會促進血清素、腦內啡的分泌。這兩種物質在腦中能幫助神經細胞對身體傳送「興奮」、「抑制」等訊息。

雖說血清素、腦內啡的作用可以讓人產生出「幸福感」，不過這種感覺和一般定義中的「幸福」有些許不同。血清素擁有能安定精神的優異效果，因此一些憂鬱症的治療程序會搭配使用血清素。

而腦內啡的效果與其說是讓人產生出「幸福感」，不如說比較接近所謂的「快樂感」。另外，腦內啡還擁有強力的鎮痛效果。

如果你是一名癮君子，而且還打算戒菸的話，我會推薦用橫笛呼吸法來幫助戒菸。因為我個人就是靠這個方法戒菸的。癮君子之所以會有菸癮，是因為香菸中的尼古丁成分會促進身體分泌多巴胺。多巴胺會讓人產生出快樂感，因此癮君子才會無法放棄抽菸的習慣。

既然是因為能引發快樂感的多巴胺所造成的健康問題，那麼何不改用一樣能讓大腦感到快樂的血清素、腦內啡呢？換句話說，就是改變原本以抽菸來分泌多巴胺的行為，換成以橫隔膜呼吸法讓身體分泌出血清素和腦內啡。由於我個人就是以這種方法戒菸，所以也希望有菸癮的人可以挑戰看看，並且再將成果分享給每一個人。

第六章

超有效！真實經驗者的說法

女性，三十幾歲，護理師

一個月大幅提升呼吸力：一口氣爬上三樓也不覺得氣喘吁吁

這是一年前在我的職場裡發生的例子。主角是某位剛調到呼吸系統治療中心的護理師。我們醫院有許多同仁在需要移動二到三樓的距離時，都不會使用電梯。而我也是堅持這個習慣的人之一，要從三樓的診間移動到五、六樓的病房時，都會選擇走樓梯。

有一天，那位護理師要從二樓的檢查室移動到五樓的病房，但在走樓梯的途中開始喘不過氣，所以我在有點擔心她的狀況下，跟她一起走到病房。進入病房後，某位六十多歲的住院病患一看那位護理師就說：「妳沒事吧？怎麼會流這麼多汗？」。那位護理師對自己大口喘氣、汗流雨下的模樣感到尷尬，所以回診完後就向我詢問改善呼吸功能的方法。

她的年齡為三十多歲，而且原本就有用嘴巴呼吸的習慣，所以平時的呼吸很淺。在青春期時，過度換氣症候群的問題讓她困擾不已。所以我跟建議她使用橫隔膜呼吸法（請參閱P.32）、肋間肌訓練（請參閱P.38）、轉動鎖骨訓練（請參閱P.36），並且告訴她：「在一個月內維持進行這三種運動的習慣」。之後在經過三週的時間，我很快就從她的身上看到效果。

那天她為了前往病房回診，爬了三層樓距離的樓梯，不過這一次她的呼吸完全沒有出現紊亂。因為她已經連續三週利用上班的休息時間，持續練習橫隔膜呼吸。雖然過程中被護理師學姐指出：「妳用鼻子吸氣時看起來很喘耶。」以及在家躺著休息會貼上防止嘴巴呼吸的貼布，但卻有連續六天都會把貼布撕掉的挫折，不過在她持續堅持下，只花三週的時間就達到效果了。

自從她開始養成進行呼吸法、呼吸訓練的習慣後，現在她爬樓梯的速度變快許多，一起爬樓梯時我還會覺得已經跟不上她的腳步了。前陣子我甚至還被她關心：「醫師，你是不是喘不過氣了。」

男性，七十幾歲，無業

治好了「老人嗓」，聲音重新變得宏亮

「我最近聲音變得很沙啞，而且很難大聲說話」。

這是Y先生在診間告訴我的困擾。Y先生跟我很熟，他在年過五十之前一直都是重度的老菸槍，而且還曾為肺炎所苦，所以也對自己肺部健康狀況不佳的事實頗有自覺。雖然我一開始不認為這個問題有什麼特別嚴重的地方，但對Y先生個人來說卻有非常重要的理由。

Y先生趁著在孩子們獨立時，決定賣掉東京的房子，跟太太搬到千葉縣勝浦市的

小公寓。之後買了一艘小遊艇，現在跟太太一起期待著在海上出遊的時光。Y先生可以說是一圓長年來的夢想。然而，Y先生開始擔心起自己的說話聲越來越沙啞可能會帶來危險。

「要是在海上遭到不測，或許我沒辦法向妻子大聲求救。我光是想到這件事就覺得很不安。所以我很想恢復以前的聲量」。

後來，我就建議Y先生到我們醫院的聲音治療中心進行檢查。

聲音治療中心是專門解決「聲帶發音」問題的診療部門，專業歌手、配音員、舞台劇演員會前往這裡接受相關診治。

聲音出現老化的現象時，就代表聲帶開始老化。由於聲帶不是肌肉，無法進行鍛鍊，但我們還是可以透過鍛鍊聲帶周圍的肌肉，讓聲帶恢復原本的功能。

除了接受聲音治療中心的肌肉訓練外，Y先生同時也進行了橫隔膜呼吸法（請參閱P.32）、肋間肌訓練（請參閱P.38），在回診五、六趟聲音治療中心後，聲音沙啞的問題也隨之消失了。不過，Y先生並沒有因此而感到滿足，所以目前他仍維持進行橫隔膜呼吸法、肋間肌訓練的習慣。過了半年後的現在，Y先生在聲音、呼吸以及體力的改善上，已經確實地感受到成效。

女性，七十幾歲，歌劇歌手

肺癌術後透過鍛鍊呼吸肌，恢復聲音狀態，出院後舉辦單人歌劇音樂會

K小姐在發現自己有早期的肺癌症狀後，在溝通進行手術的準備時，表示自己希望「能經由小傷口以胸腔鏡進行手術」。經過詢問下，K小姐的理由為「想盡快恢復到能上台唱歌的身體狀態」。

後來，也按照K小姐的希望進行了胸腔鏡手術，手術後的隔天就開始了呼吸系統的復健。雖然那是每個進行過肺部手術的病患會進行的復健，但是K小姐的狀況有明顯的不同。負責K小姐復健課程的治療師甚至讚不絕口，說K小姐的復健進度可謂是

「超級優秀」。**K小姐當然運用了這裡所推廣的兩種呼吸法，而且每天都會進行這裡所推薦的全部訓練。**

除此外，K小姐還會運用年輕時學到的發聲練習，還有每天進行以呼吸肌訓練為主的復健。**只要能保持良好的生活習慣，就算活到七十歲也能擁有不輸年輕人的體能恢復力。**從K小姐的案例中，我們醫院全體同仁都見證了這個道理。

K小姐出院後，我就收到了一封信。內容是K小姐的音樂會邀請函。雖然我一直知道K小姐是個「歌手」，不過在收到這封邀請函後才知道K小姐是長年在歌劇界活躍的一流歌手。

還有，在即將舉辦音樂會前，K小姐曾接受其他醫院的檢查，並且測出他的肺活量為三千八百毫升、一秒率為八五%。除了在手術的兩年後，**讓肺功能的數值幾乎恢復術前的狀態，而且更讓人訝異的是K小姐身為一名七十二歲的長者，居然能漂亮地呼**

吸八五％的一秒率。

K小姐身為一名專業歌手，雖然無法讓人模仿他的聲音、身體的管理方式，不過平時以聲音訓練配合呼吸肌訓練，進而「讓肺部保持良好習慣」的目標，一般人或許還有辦法達成。因此我希望大家能參考看看。

男性，六十幾歲，企業員工

治癒呼吸中止症狀，最愛打的高爾夫球也越打越好

高爾夫是屬於紳士的運動，而我認識的F先生正是一位能驗證這句話的紳士。我會認識F先生不是因為他來醫院找我看診，而是因為他是我的高爾夫球友。F先生不僅有高明的球技和時髦的外型，而且還有溫厚的人品，因此我一直都很尊敬F先生。

不過大約在半年前，我第一次看到F先生在高爾夫球場上表現出氣喘如牛的模樣。那一次F先生打出的球很稀奇地往右拐了一個大彎，接著在果嶺上的第二桿也失誤了。

開第二球時，F先生像以往那樣揮出正確的好球，因此獲得「Honor」的權利。「Honor」是高爾夫球用語，是指前一局中成績最好的人，有權決定下一局是否誰先開

球。可是當我們走到第三球的發球區時，F先生的呼吸又變得很急促。此時F先生決定將開球權讓給我，對我說：「奧村，你先請吧」。

「我最近不只會在打高爾夫時喘不過氣，就連走長一點的路也會呼吸困難。流汗的程度比原本還要嚴重，進高爾夫場設置的浴室時也常常感到呼吸不順。」

在上午的球局結束後，F先生於午餐時對我提起自己的健康問題。這時，**身為一名呼吸功能專家，也教他如何實行橫笛呼吸法（請參閱P.30）跟抱球姿勢（請參閱P.34）、轉動鎖骨訓練（請參閱P.36）**。過了兩個月後，我再見到F先生時，就能看到他健康有元氣的身影。

「你說的呼吸法和健身操真有用。我不但不再喘不過氣，而且還能用更穩健的呼吸打高爾夫球了」。

F先生不只用橫笛呼吸法治好呼吸困難的毛病，就連打高爾夫的技術也更上一層樓。而他也終於可以再度享受自己的人生了。F先生今年為六十九歲，現在他把打高爾夫球的目標放在「桿數低於年齡（Age-Shooting）」上，所以每天仍持續精進自己的球技。

男性，五十幾歲，企業員工

呼吸困難的症狀痊癒，恢復能夠穩定健康步行的身體狀況

明明出門搭電車的時間就跟平時一樣，但最近不知道為何都會趕不上電車。你是不是也像這樣，莫名地趕不上電車呢？U先生在即將到來的五十五歲生日前，初次體會到這種感受。

U先生三十多年以來，一直都是走同一條路線從埼玉搭車到東京，而且每次都能在時間不緊迫的情形下搭到車。但這次卻發現自己總是差點沒搭上電車。在沒搭到車的瞬間，U先生發現自己已經喘的上氣不接下氣。周遭的人們也全都盯著U先生看，所以U先生也覺得很不好意思。

後來每次搭電車時，**U先生甚至發現自己走路的速度越來越慢，而且喘氣的頻率也越來越急促。**雖然U先生職場上的健康檢查裡從未指出U先生的呼吸系統功能已經出狀況，但U先生還是下定決心來到我們的醫院接受詳細的診斷。

經過肺功能測量儀的檢查後，我們發現U先生的一秒率為七〇%。換句話說，吸入的空氣在一秒的時間內能吐出七〇%，因此可以確認U先生有輕度的肺氣腫。雖然U先生從二十二歲到四十五歲為止，每天會因為工作的壓力而抽上三十至四十根香菸，但是**在戒菸十年以上後，還是驚人地顯現出抽菸的作用。**

所幸U先生馬上力圖振作，**在醫院短時間內學會兩種呼吸法、所有的呼吸肌訓練，而且平時會在家中、假日在公園裡實行。**而效果也在一個月後顯現出來，現在U先生可以輕鬆地趕上電車了。另外幫助U先生進行復健的治療師因為U先生的進步，也開始試著進行簡單的健走運動。

女性，四十幾歲，家庭主婦

治癒原本以為是更年期障礙中的心悸和呼吸困難狀態

三十多歲生下兩個小孩的T小姐，在即將邁入四十五歲時健康面臨重大的變化。她的**身體出現了容易出現心悸、氣喘、動不動就汗流浹背等症狀**。由於她認為是更年期障礙，因此先是前往大學附設醫院檢查。但是被通知有可能是呼吸系統疾病後，就轉診到我的診間了。

T小姐二十歲時的體重為四十五公斤，現在則為六十五公斤。胸部經過CT的掃描後，結果發現內臟脂肪在體腔內堆積，並且使橫隔膜被往上推擠。肺臟的容積也因為橫隔膜往上推擠而變得狹小。在這種情況下，當然容易「走幾步路就會開始呼吸困難」。

改善方法就是先專心在減重上。除了控制飲食外，每天都要持續進行橫笛呼吸法（請參閱P.30）、橫隔膜呼吸法（請參閱P.32）、肋間肌訓練（請參閱P.38）、大胸肌訓練（請參閱P.40）。

T小姐的目標為三個月減掉十公斤，但減重成果其實只有減掉五公斤。不過，由於減去許多腹部的脂肪，因此T小姐的呼吸變得更順暢。肺活量雖然只有二千毫升，當因為T小姐不是COPD的患者，因此二千毫升的空氣可以一次全呼出來。雖然一名二十多歲的成年人肺活量為三千毫升，不過T小姐的例子是因為脂肪將橫隔膜往上推，才會讓肺活量減少。

T小姐在減重過後，肺活量也隨之增加。目前T小姐雖然仍要以呼吸肌訓練減重，但因為對橫隔膜呼吸法越來越得心應手，身體代謝也跟著變好，體重有下降的趨勢。如此一來，T小姐的生活習慣就已經進入了良好的循環。

第七章

解決不安！名醫來解答QA

Q 正在服用醫院開的呼吸相關用藥，還是可以進行呼吸肌的訓練嗎？

A 沒有任何問題，照樣能進行呼吸肌訓練。呼吸肌訓練等各種運動性質的療法都有益於COPD患者的復健。

慢性呼吸道疾病（COPD）等類似疾病會損害肺部功能，使病患在呼吸時必須耗費數倍於一般人的能量。所以許多病患的身材較為偏瘦，甚至還會因為病情持續惡化而喘不過氣、沒有食欲，進而讓身體更加消瘦。

為了不讓病情不斷惡化，建議使用抱球姿勢（請參閱P.34）和肋間肌訓練（請參閱P.38），讓胸部、背部的呼吸肌獲得伸展，達到促進食欲的功效。

這些方法不只能用於COPD的復健，而且適度的運動還可以提昇肺部功能。剛動過肺癌手術的人，也能在手術的隔天用呼吸法、呼吸肌訓練進行復健。

雖然我們也會建議轉診過來的長期住院病患進行橫笛呼吸法（請參閱P.30）、呼吸肌訓練，不過在我個人數十年來觀察病患復健的經驗中，發現到一種法則。

那就是獨自生活的病患，在呼吸系統疾病的恢復速度上會比較快。至於有家人陪伴的病患，則有恢復較慢的傾向。

除此外，還要有積極運動，才能使肺功能更活躍的觀念。即使肺活量數值在養成進行呼吸肌訓練的習慣後沒有任何提昇，但呼吸絕對能比以前更順暢。

剛入門的人建議可以先從橫笛呼吸法開始，等到能輕鬆使用橫笛呼吸法後，再來試著挑戰橫隔膜呼吸法。

Q 什麼時候進行呼吸肌鍛鍊，才能得到最佳效果？

A 無論是在什麼時間進行呼吸肌鍛鍊，都不會讓效果產生變化，但請避免在用餐後、就寢前進行。

不只是呼吸肌訓練，任何運動在飯後一小時內進行，都會讓效果大打折扣。而且用餐完就立刻運動，很有可能會感到反胃，因此請避免在用餐後運動。

至於在就寢前進行訓練，可能會讓你睡不著覺。雖然輕度的運動不會造成失眠的問題，但進行較大運動量的活動會讓體溫升高，所以會讓人難以入眠。

雖然睡覺時「暖和一點會比較容易睡著」，但這是在考量到室溫、棉被時的外在環境影響。當周遭環境較為溫暖時，身體會做出「因為不需要讓體溫上升，所以將血液運送到血管末端」的反應。此時原本運送到大腦的血液會提供到身體各處，並且讓大腦產生出想睡覺的感覺。

相反地，如果讓身體進行高運動量的肌肉訓練後，在體溫上升的當下交感神經會變得比大腦還要活躍，因此會讓人不想睡覺。

Q 被慢性咳嗽困擾，可以直接吃市售的成藥嗎？

A 雖然不建議使用止咳藥醫治慢性咳嗽，但為了更容易將痰咳出，祛痰劑是可以使用的藥物。

不管是當事人或其他人，患有長期的慢性咳嗽時都會造成大家的困擾。但為了止咳而服用市面上的止咳藥後，其實會導致就診時難以正確診斷出疾病。

當你難以前往診所就診時，建議可以使用市面上能買到的祛痰劑。祛痰劑可以能使支氣管內的纖毛保持運動，並且發揮出將痰液排出的效果，所以稍微減緩咳嗽的症狀，而且幾乎沒有副作用。市面上的祛痰劑有免咳痰

（Mucodyne）、氣舒痰（Bisolvon）等等，若有需要可以前往藥局詢問藥劑師的意見。

醫院對於患有慢性咳嗽、感冒的病患，通常也會開立祛痰劑的處方箋。由於祛痰劑也有類似整腸劑的作用，可以幫助肺臟調整狀態，因此對有吸菸習慣的人、長年的癮君子來說是值得推薦的藥物。

Q 咳嗽時有時會混著血絲，是什麼可怕的疾病前兆嗎？

A 如果只混有少量鮮紅色血絲，就可以不用太過擔心。

咳嗽時用面紙遮掩口腔後，若發現面紙上帶有血絲時，通常都是因為支氣管黏膜在口嗽時受傷的緣故。一般來說，支氣管、氣管、肺等呼吸器官的出血症狀會被稱為咳血。在咳血的狀態下，若觀察咳出的唾液帶有鮮紅色血絲時，就代表呼吸器官沒有大量出血，因此可以不用擔心。

但如果面紙上的唾液帶有褐色的血絲，就該懷疑是否患有肺癌，並且盡快前往醫院進行診斷。

在以前，患上肺結核時患者通常會咳血，但現在的醫療已經比較進步，所以當有人不幸患有肺結核時，現代醫療能在病情惡化到咳血前醫好肺結核患者。

另外，如果胃與十二指腸等消化器官有出血症狀時，會因為混有胃液的關係，而咳出黑色的血。吐血時，有很多人會形容「洗臉台全都是血」、「吐了一整個馬克杯的血」，但這多半都是錯誤的判斷。因為洗臉台或馬克杯的表面會將含有血、胃液、消化物的嘔吐物擴散開來，所以視覺上才會讓人以為「洗臉台裡都是血」、「整個杯子都是血」。

另外，若服有抗擬血劑、抗血小板藥等「幫助通血路的藥物」時，就要多注意咳血的情形。因為服用這些藥物後，血管會較容易發生撕裂的狀況，更危險的是抗凝血藥物還會阻止血小板癒合傷口。所以，有深層靜脈血栓症／肺栓塞症的人，或有初期動脈硬化的人，在服用有助於「通血路」的藥物後，若遇到咳血的狀況時請立刻暫停用藥，並且前往診所諮詢醫師。

Q

為了肺部的健康而打算戒菸，有沒有什麼輕鬆的戒菸方式呢？

A

除了尋求專業醫師的協助外，也建議和志同道合的朋友一起戒菸，又或使用社群互相勉勵、分享戒菸方法。

由於香菸在現代已經完全被視為「不好的東西」，所以這裡我們可以介紹各種值得推薦戒菸方式。特定醫療機構附設的菸癮治療中心，在個人滿足一定的條件後，其中所提供的醫療就能適用於健康保險。

網際網路上也能下載戒菸ＡＰＰ，或利用戒菸網頁上的輔助功能，可以讓你用遊玩電玩的形式戒菸。從這些工具的發展來看，日本可以說是將戒菸化為一種風潮。不過，或許有很多人在利用這些工具後，還是會不斷面臨戒菸失敗的窘境。

其實，我曾聽過戒菸成功的朋友們所分享的方法。他們說打算戒菸的人可以聚集起來分享戒菸心得，或在Line的群組、社群網站上成立社團，互相交換有用的資訊。當成員中有人在社群網頁留言：「好想抽菸啊」，其他朋友就會跟著鼓勵，例如，「給我忍耐二十分鐘！」「現在就是努力戰勝菸隱的關鍵時刻！」等等。在聽了大家的鼓勵後，就會湧現想趕快戒掉菸癮的動力。

身邊沒有戒菸同伴的人或沒有智慧型手機的人，可以以電腦連上臉書、推特等社群網站，或用電話互相鼓勵。總之，擁有能互相鼓勵的同伴，就是這種戒菸方法的重點。

會讓人一直難以戒菸的原因，不只有意志力薄弱而已。由於尼古丁成分的關係，吸食者會對香菸產生出成癮症狀，因此身體會持續數小時產生出「想要吸菸」的感受。但若是能忍耐十分鐘左右，之後這種感受就會開始變弱。

所以在這十分鐘的時間內，除了用 Line 跟同伴求助以外，還可以同時利用橫笛呼吸法（請參閱 P.30）和呼吸肌訓練。此外，還有前文介紹過的透過橫隔膜呼吸法讓身體產生出讓人感到滿足的血清素、腦內啡，用以取代尼古丁這個容易成癮的物質。

如果可以再用以上戒菸資訊和同伴們分享，讓每個成員吸收「改善、成功經驗談」，那麼就離成功戒菸的境界不遠了。

還有，除了將「戒菸」作為最終目標外，也要尋找其他能紓解壓力的方法。而這個紓解壓力的方法最好能夠「讓人樂在其中」以及「獲得充實感」。

在此祝大家都能順利成功戒菸！

Q 為什麼男性罹患COPD而死亡的人數遠高於女性？

A 單純只是男性患者的數據較多而已，COPD不會因為性別而出現患病上的差異。

根據厚生勞動省的調查，肺、喉嚨等呼吸器官的癌症患者以及COPD患者當中，人數是男性比女性還要多。由於男性較有場合接觸酒精、香菸，因此男性乍看之下比女性更容易患上這些生活習慣病。

假如用一秒率這個COPD診斷標準來檢視，即使是一群沒有吸菸經驗的七十歲女性，幾乎都可以將一秒率的數據提昇至七五％以上。

雖說如此，但並不代表女性天生難以患上呼吸系統疾病、生活習慣病。從厚生勞動省的調查中能發現，COPD不是女性主要死因是因為女性吸菸率較低，所以COPD罹患率也會跟著偏低。

而男性因為吸菸率教高，所以患上COPD或因為COPD而死亡的數據才會偏高。這代表不是由性別上的差異決定是否容易罹患COPD，而是生活習慣上的不同索引起。

罹患呼吸系統疾病是沒有男女之分。

如果你發現自己容易喘不過氣、有長期的慢性咳嗽、喉中經常感到有痰等呼吸器官方面的困擾，那就是正式開始進行這裡所建議的呼吸法、呼吸肌訓練的時候了。千萬不要心存僥倖，認為「自己是女性，所以不會患上COPD」等等，但呼吸器官出現有問題時，就要早一步養成進行呼吸肌訓練的習慣。

Q 口罩可以有效預防呼吸器官疾病嗎？

A 部分特殊的口罩有預防效果，但是一般口罩沒有辦法預防呼吸器官疾病。

日本是很愛使用口罩的國家，但可惜的是許多日本人都在用錯誤的方法使用口罩。口罩對於COPD等呼吸系統疾病、感染症的「預防」，沒有實質的效果。一般口罩由於孔隙太大，因此細菌、病毒可以輕易地穿過口罩接觸人體。病毒平均的體積為〇．一微米，而口罩的纖維是病毒的五十倍大小，因此病毒可以自由自在地在口罩的內外穿梭。

新型流感開始出現後，雖然有商人開發出號稱「九九．九％抗菌效果」

的口罩，可以大幅防止空氣中的汙染物質、病毒，但同時也會阻擋空氣的流通。雖然可以作為訓練呼吸功能的工具，但對於平時呼吸不順暢的人來說，這種口罩只會增加呼吸上的困難。

基本上，口罩的用途原本就不是以預防感染、細菌、病毒，而是不讓自己身上的感染症傳染給其他人。口罩的設計確實如前面所說的那樣，細菌、病毒會從口罩的孔隙穿梭自如。但是，飛沫傳染是透過咳嗽、噴嚏傳播帶有細菌和病毒的唾液，而口罩原本的功用就只是確實擋住這些唾液。

在理解口罩原本的功能後，想必你已經知道戴上口罩的原因就是為了確實減少細菌、病毒的傳播吧？

口罩雖然無法預防呼吸系統疾病，不過下次你戴口罩時，至少就已經記住口罩原本的目的是為了防止他人被自己傳染。

結語

「請大家先進行一次深呼吸」。

多虧了之前電視和廣播節目的邀請，我最近也多了好幾場出席演講的機會。而我每次在開始有關呼吸法的演講時，一定都會先請聽眾「先做一次深呼吸」。

當我的這個開場白說完後，幾乎所有聽眾都會開始深呼吸，然後再大大地吐氣。不過，這裡有件事我想說清楚講明白。所謂的深呼吸，就是從「呼」這個動作開始。也許是因為我們把收音機健康操的步驟記下來吧？大家都習慣「先從大大地吸氣」開始做起。但是，這個動作其實算是「深吸呼」。

良好的呼吸就是要先從好好地吐氣開始做起，然後接著一次又一次地吐氣，如此呼吸才能變成輕鬆又單純。這是因為吸入的空氣已經完全吐完，所以肺部才能順暢地吸氣。要是肺吸入太多空氣，沒吐完的空氣就會殘留在肺中，造成所謂的「殘氣」，這種狀態下會讓身體難以發揮良好的運轉。

這裡所著重的就是「如何順利地把肺中的空氣吐完」。雖然坊間其他教導呼吸法的書，多半都是以減肥、保健為主軸，但大家畢竟都不是一天到晚跑健身房的人，一旦無法持續下去，就算方法再怎麼好的運動都沒有意義。更何況那些保健法必須要事先購買工具，或花錢安排場所、時間，我認為必須有這些前提才能進行的保健法很難讓人養成持續進行的習慣。

所以我無時無刻都在思考，如何才能透過「呼吸」來達到保健的效果。而這裡整理出來的方法中，「橫笛呼吸法」、「橫隔膜呼吸法」最適合在生活裡的空檔、等待的時間中進行。

現在請回想一下自己的日常生活，你是不是曾等候過許多事物呢？例如：等紅綠燈、等櫃台結帳、等電車、等電梯、等泡麵泡滿三分鐘……生命中有許多事物，必須要讓我們花時間等待。而加以運用那些時間並得到保健的成果，也等於我們能避免因為

COPD而不得不到醫院候診的時間。

我也不斷說過，我個人很不擅長在等待時打發時間。但是，當我們能在等待的時間中進行呼吸訓練，我們就不會因為等候而感到心浮氣躁了。甚至還可以因為進行呼吸訓練的過程而樂在其中。

近年來，我們常常可以看到類似「某某年齡」的詞。這類詞是以年齡作為數值單位，是用來表達特定的內臟功能與實際年齡相比是否年輕、衰老。這些「某某年齡」當中有經過醫療學界認可的專業標準，也有使用小遊戲般的方式推測出的標準。而**本書主題「肺年齡」就是經過日本呼吸系統學會正式認可的標準**。

由於稱為「肺年齡」，因此常常被人以為測量方式就跟「肺活量」一樣，只要測量能呼吸多少空氣就可以得出數據，但肺年齡其實是根據「**一秒內可以吐出多少空氣**」作為判定標準。我們認為延年益壽的祕訣不在於生病時就立刻前往醫院尋求治療，而是在平時要有預防勝於治療的觀念。所以建議大家盡量學會將肺中空氣順利吐出的方法，讓自己養成「靠呼吸就能達到保健效果」的習慣。

在此我想要感謝幫助這這裡出版的大家。感謝職能治療師古賀秀作先生，有他在呼吸復健中心進行實際的指導和監修，「呼吸法和呼吸肌訓練」才有辦法作為這裡最重要的賣點。也感謝學研Plus編輯部的柏久代小姐，有了她的幫助和建言，我才能得到機會寫出這這裡來。還有也要感謝作家淺野惠子小姐，能在專業領域的文筆表現上細心地引導我寫出文章。

還有也很感謝所有願意將這這裡全部看完的讀者。

在最後，還請各位跟我們一起進行最正確的「深呼吸」吧！

「呼～～～～」。

於平成最後的一月寒夜裡

奧仲哲彌

優生活 121

醫學級肺部鍛鍊法

医者が教える 肺年齢が若返る呼吸術

作　　者—奧仲哲彌
動作監修—古賀秀作
譯　　者—王榆琮
主　　編—王俞惠
設計裝幀—比比司設計工作室
第五編輯部總監—梁芳春
董 事 長—趙政岷
出 版 者—時報文化出版企業股份有限公司
108019台北市和平西路三段二四〇號
發行專線—(〇二)二三〇六六八四二
讀者服務專線—〇八〇〇二三一七〇五
(〇二)二三〇四七一〇三
讀者服務傳真—(〇二)二三〇四六八五八
郵撥—一九三四四七二四時報文化出版公司
信箱—10899臺北華江橋郵局第99信箱
時報悅讀網—http://www.readingtimes.com.tw
電子郵件信箱—yaho@readingtimes.com.tw
法律顧問—理律法律事務所　陳長文律師、李念祖律師
印　　刷—勁達印刷有限公司
初版一刷—二〇二一年二月十九日
初版二刷—二〇二三年四月二十一日
定　　價—新台幣三五〇元

醫學級肺部鍛鍊法／奧仲哲彌著. -- 初版. -- 臺北市 : 時報文化出版企業股份有限公司，2021.02
192面；14.8×21公分
譯自：医者が教える 肺年齢が若返る呼吸術：慢性閉塞性肺疾病（COPD）、咳喘息、肺気腫、誤嚥性肺炎に負けない!
ISBN 978-957-13-8567-9（平裝）

1.肺臟疾病 2.健康法

415.46　　110000102

ISBN 978-957-13-8567-9
Printed in Taiwan